Olschewski

Atementspannung

34,80

Atementspannung

Abbau emotionaler und körperlicher Anspannung durch Atemtherapie

Herausgegeben von Dr. paed. Wolfgang Knörzer und Dr. med. Adalbert Olschewski

Von Dr. med. Adalbert Olschewski

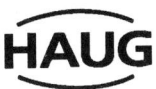

Karl F. Haug Verlag · Heidelberg

Die Deutsche Bibliothek – CIP-Einheitsaufnahme

Olschewski, Adalbert:
Atementspannung : Abbau emotionaler und körperlicher
Anspannung durch Atemtherapie / von Adalbert Olschewski.
Hrsg. von Wolfgang Knörzer und Adalbert Olschewski. –
Heidelberg : Haug, 1995
(Wege zur ganzheitlichen Gesundheit)
ISBN 3-7760-1498-9

Titel-Nr. 2498 · ISBN 3-7760-1498-9

Druck und Verarbeitung: Druckhaus Darmstadt GmbH, 64295 Darmstadt

Inhalt

Einführung

1 Einleitung

Zur Entstehung der Buchreihe „Wege zur ganzheitlichen Gesundheit"

Ende der 70er Jahre traf sich in Heidelberg eine Gruppe von Medizinern, Psychologen, Pädagogen sowie Physiotherapeuten, die sich mit verschiedenen innovativen Psychotherapieverfahren sowie auch mit der Aufarbeitung und Nutzbarmachung traditioneller Verfahren wie z.b. der fernöstlichen Meditationspraktiken und der zugehörigen Bewegungskultur und anderen therapeutischen Traditionen für die tägliche Praxis beschäftigten. Aus dieser Gruppe entstand 1980 der Verein für Humanistische Psychologie in Heidelberg, in dessen Satzung unter anderem die Förderung der allgemeinen Gesundheitspflege verankert wurde. Neben der Gründung einer Beratungsstelle, der Förderung von Selbsthilfegruppen und der Unterstützung bzw. Organisation von Veranstaltungen widmete sich eine Gruppe von Mitarbeitern insbesondere dem Gebiet der Gesundheitsprophylaxe und Gesundheitsbildung.

Zunächst wurden, bezogen auf bestimmte Zielgruppen, Anforderungsprofile für allgemeine Gesundheitstrainingsmaßnahmen zusammengestellt, die dann in konkrete Curricula für Wochenendseminare oder fortlaufende Gruppen umgesetzt wurden. Später entstanden spezielle problembezogene Gesundheitstrainingscurricula wie z.B. das Programm „Ganzheitliche Gewichtsregulation". Ebenso entstand das Konzept einer sog. „Kurzkur", innerhalb welcher Gesunde Maßnahmen zur Gesundheitsbildung absolvieren sollen. Durch eine Vielzahl von persönlichen Erfahrungen, die innerhalb dieser Gesundheitskurse von den Teilnehmern gemacht werden, sollen tiefgreifende Persönlichkeitswachstums und -bildungsschritte angeregt werden. Hierbei ging es darum, gesundheitsbezogenes Verhalten und auch die subjektiv empfundene Gesundheit (Wellness) weniger durch Vermittlung von Informationen in üblicher Vortragsform zu erreichen, sondern ganz besonders durch Verfügbarmachung von Erfahrungen, die sich der Kursteilnehmer sozusagen „einverleibt". Gleichzeitig ging es darum, anhand der Themenwahl und der begrifflichen Gestaltung der Seminarankündigungen breite Bevölkerungskreise für unsere Arbeit zu interessieren, für die unsere Arbeit in den anderen Bereichen alleine schon aufgrund der ungewohnten Begriffe für die neueren Therapieverfahren im allgemeinen

unzugänglich war. Wir führten deshalb „Entspannungs-" und „Streßbe-
wältigungstraining" in Gruppen durch, die wir sowohl in unserem allgemeinen Therapieprogramm als auch über die Volkshochschule anboten
bzw. intern in der Pädagogischen Hochschule Heidelberg sowie in Schulen
und betrieblichen Organisationen veranstalteten.

Im Laufe der Zeit führten wir mehrfache wissenschaftliche Befragungen
der Gruppenteilnehmer durch, wobei wir teilweise die behandelnden Haus-
ärzte in die Follow-up-Befragungen mit einbeziehen konnten. Durch Er-
probung und Verfeinerung entstand schließlich das IPEG*-Instrumenta-
rium zur Gesundheitsprophylaxe, das Eingang in verschiedene Gesund-
heitstrainingskonzepte gefunden hat und seit fünf Jahren in einer interni-
stisch-psychosomatischen Vorsorge- und Rehaklinik im klinischen Bereich
erfolgreich eingesetzt wird.

In letzter Zeit wurden auch verstärkt Fachfortbildungen für Ärzte, Psychologen, Pädagogen und Gruppenleiter aus anderen Bereichen durchgeführt. Aufgrund des großen Interesses dieser Kreise sowie auch der Gruppenteilnehmer an konkreten Übungsanleitungen und einer eingehenden
Darstellung einiger Aspekte des therapeutischen Hintergrundes, erstellten
wir zunächst nur kursbezogen Readers oder Loseblattsammlungen in
Stichwortform. Nachdem uns immer wieder mitgeteilt wurde, daß die ansonsten vorliegende Literatur zu wenig praxisbezogen oder zu oberfläch-
lich bzw. andererseits zu theoretisch oder in bezug auf die in den neuen
Übungen erlebte Praxis veraltet sei, entschlossen wir uns, diese Materialien
zu veröffentlichen und die Buchreihe „Wege zur ganzheitlichen Gesundheit" herauszugeben.

Inhaltlich sollen in dieser Buchreihe verschiedene, für einen ganzheitlichen Zugang zur Gesundheitsprophylaxe geeignete Ansätze und Konzepte
dargestellt werden. Teilweise beruhen diese Ansätze auf klassischen westlichen Methoden, teilweise wurden sie aus fernöstlichen Medizintraditio-
nen und dem Gedankengut der Humanistischen Psychologie übernommen
und adaptiert.

Die konkrete Umsetzung der dargestellten Methoden in die Praxis soll in
dieser Buchreihe im Vordergrund stehen.

Zusätzlich zur Darstellung der Methoden und der neuesten Weiterent-
wicklungen in der Praxis soll ergänzend auch das relevante theoretische
Hintergrundwissen und wo erforderlich auch ein vertieftes Verständnis der
Methode aus heutiger Sicht dargestellt werden.

---

* IPEG= Institut für Persönlichkeitsentwicklung und Gesundheitsbild, Heidelberg.

Alle Bücher der Reihe sind ähnlich aufgebaut. Insbesondere ist eine klare Trennung von Praxis- und Theorieteil erkennbar. Hinweise auf weiterführende Literatur für den Übenden und Übungsleiter ergänzen wo nötig die möglichst knapp und prägnant gehaltenen Texte.

Zusammen mit den Autoren der Reihe und meinem Mitherausgeber Wolfgang Knörzer hoffe ich auf weite Verbreitung dieser Buchreihe „Wege zur ganzheitlichen Gesundheit", der beschriebenen Methoden und des Gedankenguts sowie auf rege Rückmeldungen und Diskussionsbeiträge von seiten der Leser.

Oberprechtal, im Frühjahr 1995   Dr. med. Adalbert Olschewski

Einführung zu diesem Buch

Wir alle sind in unserer Lebensweise heutzutage von Reizüberflutung, Termindruck, andauerndem innerlichen Angespanntsein bei gleichzeitig weitverbreiteter sozialer Isolation und dem Gefühl der allgemeinen und emotionalen Überlastung im privaten und beruflichen Bereich betroffen. Neben einer gezielten psychotherapeutischen Aufarbeitung, die in manchen Bereichen sinnvoll sein kann, sind heutzutage insbesondere Entspannungsverfahren wichtig, die es dem einzelnen ermöglichen, mit den Stressoren im persönlichen Umfeld besser umzugehen und die nicht nur bei Menschen in der westlichen Welt oftmals vorhandene emotionale und auch körperliche Daueranspannung abzubauen.

Neben anderen Verfahren sind hierbei Verfahren der Atementspannung gut geeignet. Sie sind leicht erlernbar, sehr effektiv, universell einsetzbar und gerade auch für Menschen geeignet, die mit anderen Methoden nicht zurechtkommen.

Dieses Buch möchte einen Zugang zu verschiedenen Formen von Atemübungen ermöglichen.

Die Übungsanleitungen sind als wichtiger Teil dieses Buches im Schriftbild besonders hervorgehoben.

Interessante zusätzliche Informationen und Hinweise zum Entspannungsverfahren selbst sowie zusätzliche Informationen für Gruppenleiter können bei Bedarf gezielt nachgeschlagen werden.

Dieses Buch soll mehrere Funktionen erfüllen. Es soll als **Selbsthilfebuch** die Übungsanleitungen in schnell zugänglicher Form sowohl in ausführlicher Darstellung als auch teilweise in Form von Arbeitsblättern stichwortartig aufzeigen. Wichtige Hintergrundinformationen sollen im Unterschied zu üblichen Selbsthilfebüchern bei Bedarf verfügbar sein, ohne daß sich der Leser durch den oftmals ermüdenden Therorieteil „hindurchlesen" muß, bis er mit der Praxis der Atementspannung beginnen kann.

Nach unseren eigenen Erfahrungen [24] ist ein „Selbststudium" von Entspannungsverfahren nach schriftlichen Anleitungen möglich und auch in vergleichbarer Weise effektiv in Richtung auf eine Verbesserung bzw. Stabilisierung des allgemeinen Gesundheitszustandes und der Fähigkeit der Übungsteilnehmer zur Streßbewältigung.

Gleichzeitig soll dieses Buch als **Nachschlagewerk** für Therapeuten und im Bereich der Gesundheitsbildung tätigen Übungsleiter dienen, die sowohl einige **theoretische Hintergrundinformationen** zur Methode der

Atementspannung und zu Unterschieden gegenüber anderen Verfahren suchen, als auch Hinweise erhalten möchten über den Stellenwert und die Einsatzmöglichkeiten im Rahmen der modernen Gesundheitsprophylaxe.

Die für die Praxis wichtigen Informationen wie Hinweise zur Vorbereitung, Durchführung und Nachbereitung der verschiedenen Übungen und zum Umgang mit Problemen innerhalb einer Übungsgruppe bzw. bei einzelnen Übungsteilnehmern wurden den Übungsanleitungen vorangestellt.

Es folgen die eigentlichen Übungsanleitungen. In der Reihenfolge, wie wir sie innerhalb eines Kurses wählen würden, werden zuerst eine Vorübung und dann Atemübungen im Stehen, Sitzen, Atemübungen mit Betonung der körperlichen Aktivität, Atemübungen im Liegen und Anleitungen für Atementspannungs- und Visualisationsübungen sowie Partnerübungen dargestellt.

Ein beispielhafter Einführungstext für Teilnehmer an einem Atementspannungskurs, der so, oder in ähnlicher Weise in der ersten Sitzung des Kurses verwendet werden kann, findet sich im Schlußteil dieses Buches. Dieser Text kann Interessenten für eine Entspannungsgruppe zur Einführung auch schriftlich mitgegeben werden.

Nach den Hinweisen zum Stellenwert der Atementspannung in der Gesundheitsbildung folgt ein Beispiel zu den möglichen zeitlichen Strukturen eines Gruppenkurses und eine inhaltliche Konzeption, wie wir sie selbst verwenden, im Schlußteil des Buches. Die hier dargestellte Konzeption kann als Ausgangspunkt für eigene Modifikationen bzw. situationsbezogene Weiterentwicklungen dienen.

Hinweise zur atemtherapeutischen Einzelarbeit, zu körperlichen Auswirkungen der Atementspannung und ein Abschnitt zu neuen Entwicklungen sowie Arbeitsblätter runden dieses Buch ab.

Wenn Sie Atementspannung zur Heilung oder Linderung einer Krankheit verwenden wollen, sollten Sie zuvor einen Arzt aufsuchen, um ggf. eine medizinische Abklärung und Beratung zu erhalten.

Ebenso sollte stets abgeklärt werden, ob eine Kontraindikation vorliegt, also ein Umstand, der die Durchführung von Atementspannungsübungen verbietet (s. 2.2), wie dies bei manchen Erkrankungen der Fall ist.

Wenn Sie als Gesunder einfach nur etwas Entspannung im üblichen Alltagsstreß suchen, lesen Sie sich vielleicht als erstes die Übungsanleitungen durch. Probieren Sie verschiedene Übungen aus und modifizieren Sie die Übungen ein wenig, bis Sie die für Sie am besten geeignete Form gefunden haben. Wenn Sie möchten, können Sie einen für Sie geeigneten Übungstext auf eine Kassette sprechen und sich diese beim Üben vorspielen. Ein alleiniges Üben mit einer Kassette, die ein anderer für Sie besprochen hat, ist zwar möglich, jedoch weniger effektiv, als wenn Sie sich zuvor z.B. mit Hilfe dieses Buches, oder indem Sie einen Einführungskurs besuchen, eingehend mit der Methode beschäftigt haben.

Sollten Sie anschließend zu bestimmten Punkten Fragen haben, können Sie die zugehörigen Kapitel auch selektiv für sich lesen, ohne daß Informationen aus dem Gesamtzusammenhang vorausgesetzt werden. In jedem einzelnen Kapitel soll ein bestimmter Aspekt der Atementspannung jeweils vollständig abgehandelt werden. Kleine Textüberschneidungen wurden dafür bewußt in Kauf genommen.

Wir wünschen diesem Buch eine große Verbreitung und hoffen, eine für Fachkreise erschöpfende und für den Laien eine verständliche Form der Darstellung von Theorie und Praxis der Atementspannung gefunden zu haben.

Dr. med. Adalbert Olschewski

Atementspannung

Unsere Atmung ist untrennbar mit körperlichen und geistig-seelischen Vorgängen verbunden. So wie die Atmung unsere seelische Verfassung beeinflußt, wirkt sich auch andererseits unser Seelenzustand auf die Atmung aus [27].

Es ist immer wieder zu hören, daß wir in einer schnellebigen Zeit mit „atemberaubenden" Entwicklungen leben, in der uns manchmal „die Luft wegbleibt" oder „wir nach Atem ringen" und wir uns deshalb eine „Verschnaufpause" wünschen, um einmal „durchatmen" zu können. Schon diese alltäglich vorkommenden umgangssprachlichen Aussagen zeigen, wie wichtig der Atem für unser psychisches Empfinden und unser Wohlergehen ist.

„Der Atem des Menschen ist ein Spiegelbild unseres westlichen Lebensrhythmus und er verdeutlicht den Zeitgeist unserer Zivilisation", schreibt die Atem- und Körpertherapeutin Karin Schutt [27].

Die Theorien der körperorientierten Psychotherapien gehen davon aus, daß sich psychische Störungen nicht nur in bestimmten Verhaltensweisen, sondern auch in Körperhaltung, Stimme und ganz besonders in der Art und Weise wie man atmet ausdrückt.

„Wer wenig atmet, fühlt wenig" (Alexander Lowen [15]).

Bei verschiedenen modernen Körpertherapierichtungen, bei denen die Beachtung des Atems eine wesentliche Rolle spielt, geht es dementsprechend auch um die Wiedererlangung der Einheit von Körper, Seele und Geist. „Die Kunst des Zusammenführens von Seele und Körper ist es, welche in besonderem Maße unser Interesse erregen sollte", schreiben Erich und Ilse Stiefvater in ihrem Buch „Chinesische Atemlehre und Gymnastik" [29].

Man kann sich vorstellen, daß ruhiges und entspanntes Atmen auch zu einer entspannten und gelassenen Grundhaltung im Alltag führen kann.

Wenn man regelmäßig Atemübungen durchführt, erfolgt immer wieder neu ein Erleben, Bestätigen und Einüben selten erlebbarer bzw. neuer Wahrnehmungsqualitäten und Erfahrungen. Ein vertieftes Bewußtsein für die eigene körperliche und psychische Situation und Verfassung sowie ein besseres Gespür für die in der gegebenen Situation bestehenden inneren und äußerlichen Bedürfnisse ist die Folge. Es kommt dann auch immer weniger dazu, daß man die eigenen inneren Bedürfnisse übergeht und sich, ohne dies bewußt zu spüren, ungesunden Belastungen aussetzt.

Atemtherapie und Atementspannung haben nicht nur Auswirkungen auf die körperliche Verfassung, sondern auch auf die seelisch-geistige Grundhaltung und somit auch auf den Gesundheitszustand an sich. Letztlich werden durch regelmäßiges Üben Persönlichkeitswachstumsschritte in Richtung auf eine umfassende ganzheitliche Gesundheit angestoßen.

Im Rahmen eines interdisziplinären Arbeitskreises in Heidelberg innerhalb des Vereins für Humanistische Psychologie und des IPEG-Institutes haben wir uns bei der Entwicklung von Gesundheitsvorsorgecurricula auch mit dem Einsatz von Atemübungen zur Streßbewältigung und zur Entspannung beschäftigt. Uns fiel auf, daß die verschiedenen heute bekannten und gebräuchlichen Entspannungsverfahren verschiedene Zugangswege und Möglichkeiten nutzen, um Entspannungzustände zu erreichen. Die damals aufgestellte Systematik unterscheidet Verfahren, die einen vorwiegend mentalen Zugangsweg benutzen von denen, die durch körperliche Aktivität oder in erster Linie durch atmen in die Entspannung führen.

Wir haben klassische Entspannungsverfahren modifiziert und beispielsweise beim Autogenen Training zusätzlich Interventionen und Anweisungen, die auf den Atem bezogen waren, hinzugefügt. Auf diese Weise konnten Entspannungszustände bei unseren Übungsteilnehmern besser erreicht, gehalten und weiter vertieft werden. Wir hatten ebenfalls erfolgreiche Entspannungstherapeuten bei ihrer Arbeit beobachtet und herausgefunden, daß diese, vielleicht sogar ohne sich darüber bewußt zu sein, beispielsweise bei der Progressiven Muskelentspannung zusätzlich auch Anweisungen zur Beachtung des Atmens oder zur bewußten Vertiefung des Atmens gegeben haben. Dies führte regelmäßig zur gewünschten Vertiefung des Entspannungsprozesses.

Auf die Atmung bezogene Übungsanweisungen sollten nach unserer Ansicht beim Anleiten von Entspannungsübungen bei jeder Methode eine Rolle spielen.

Durch das Ansprechen der verschiedenen möglichen Zugänge zur Entspannung (körperzentriert, auf die Atmung bezogen, mental) können auch Übungsteilnehmer erreicht werden, die durch ihre psychische Sozialisation oder durch das Erlernen eines bestimmten anderen Entspannungsverfahrens üblicherweise einen anderen Entspannungszugang gewohnt sind.

Beispiele für neue Atemübungen, die aus dieser Arbeit heraus entstanden sind, finden Sie nachfolgend.

Menschen, die unter chronischen Krankheiten leiden, können durch Atementspannungstechniken lernen, die oftmals mit der Erkrankung verbundene innere und daraus folgende körperliche Anspannung abzubauen.

Atementspannung kann von allen Menschen leicht und in kurzer Zeit, entweder nach einer schriftlichen Anleitung oder mit Hilfe eines darin Erfahrenen, erlernt werden. Mit Hilfe von Übungen zur Atementspannung können auch Menschen, die mit anderen Entspannungsverfahren, wie dem Autogenen Training und Methoden aus dem Bereich der Meditation, die ja auch zur Entspannung führen sollen, nicht gut zurechtkommen, **in kurzer Zeit, tiefe und wohltuende Entspannungszustände erreichen.**

Ziele und Auswirkungen der Atemtherapie

Sobald man regelmäßig Atemübungen durchführt, wird man mit der Zeit eine Vielzahl von neuen Erfahrungen sowohl im körperlichen als auch im psychischen Bereich machen.

Körperliche Auswirkungen:

Zunächst kommt es bei den meisten Menschen zu einem allgemeinen Gefühl der Belebung und Vitalisierung, wobei bestimmte Körperregionen besonders betroffen sein können. Die Übenden erleben sich, als Folge der Übungen gleichzeitig als besonders fit und auf der anderen Seite auch im Alltag zunehmend wohlig entspannt und ruhig. Im weiteren Verlauf des regelmäßigen Übens kommt es dann zu intensiven Entspannungszuständen, die für viele Menschen völlig neu sind.

Die Atementspannung führt zu einem verbesserten Körperbewußtsein. Manche Übenden beschreiben ihre Erfahrungen als ein Gefühl, den eigenen Körper endlich zu spüren und wirklich richtig wahrzunehmen. Ebenso entwickelt sich eine immer bessere Bewußtheit für das Atmen selbst.

Die Atemtherapeutin Elena Cardas beschreibt diesen Prozeß wie folgt [5]: „Der unbewußte Atem reagiert auf Eindrücke von außen und innen ... unmittelbar und sensibel. Es geht bei der Atementspannung ... darum, den Atem aus dieser unbewußten Labilität zu befreien." Hierbei kommt es darauf an, „... die innere Haltung reinen Beobachtens einzunehmen – nicht um zu bewerten, sondern um mit geöffneten Sinnen wahrzunehmen" und dadurch „die ordnende und harmonisierende Kraft unseres Atems zu erfahren" (Cardas [5]).

Es geht darum „... den natürlichen Atemrhythmus wieder zuzulassen und den Atem in sich hineinhörend und erspürend zu erfahren und zu beobachten", bis wir „... das natürliche Fließen des Atems wieder zulassen können, das für uns als Kind so selbstverständlich war" (Cardas [5]).

Unnatürliche Atemmuster wie die reine Brustatmung, die Cardas als gepreßte „Krampf- oder Flachatmung", die Schlüsselbeinatmung, die Cardas als „Angstatmung" beschreibt, und die aus diesen Atemmustern folgenden muskulären Verspannungen vor allem im Brust- Schulter- und Nackenbereich, jedoch auch im gesamten restlichen Körper werden durch eine natürliche Art des Atmens aufgelöst [5].

Die vor allem in Streßsituationen bei Menschen aus unserem Kulturkreis übliche durch den Willen und durch bewußte Anstrengung bestimmte hektische Brustatmung (Mundatmung) wird durch entspannte Nasenatmung, die vom Körper spontan gelenkt wird und zu entspannter Zwerchfell- und Bauchatmung führt, abgelöst.

Wenn der Atem wieder frei fließen kann und der Körper von selbst frei atmet, werden nicht nur Muskelverspannungen, Fehlhaltungen und verkrampfte Bewegungsmuster, sondern auch innerliche Verspannungs- und Erschöpfungszustände behoben. Man gewinnt wieder Zugang zu inneren Kräften und Potentialen. Dr. Martin Parkinson spricht (in Pálos, Atem und Meditation [25]) von der Atemtherapie als der höchsten individuellen Kraftmöglichkeit.

„Wenn man lernt, vollkommenen Atemrhythmus zu gewinnen und zu erhalten, entfernt man nicht nur das Hindernis schlechter Funktionen (Krankheit), sondern das Ich läßt sogar die quälende Subjekt-Objekt-Dualität fallen, die das Bewußtsein beherrscht und die Lebensenergien in Konflikte treibt" (Dr. Martin Parkinson in Pálos, Atem und Meditation [25]).

Atementspannung hat also nicht nur körperliche Auswirkungen.

Erich und Ilse Stiefvater, schreiben dazu in „Chinesische Atemlehre und Gymnastik" [29]: „Wir sind heute gewohnt, Atemlehre und Gymnastik als ‚rein' medizinische Disziplinen anzusehen und wir ordnen sie kurzerhand in das Gebiet der physikalischen Therapie (medizinischer Begriff für mechanisch-technische Behandlungsformen am menschlichen Körper, Anm. des Autors) ein ... Im alten China waren sie weit mehr, nämlich Mittel zur Selbsterziehung, zwei Hauptwege zur Findung der ‚Mitte'. Atem und Sichbewegen hatten von jeher in China körperliche **und** seelische Bedeutung."

Hier lag nach E. und I. Stiefvater eine „... harmonische Verbindung von geistiger **und** körperlicher Bewegung" vor [29], um die es uns auch heute im Bereich der neuen Atemtherapieformen wieder geht.

Psychische Auswirkungen:

Im psychischen Bereich geht es insbesondere darum, wieder zu sich selbst zu finden und durch den in der Atementspannung stattfindenden

Erfahrungsprozeß ein Gefühl der inneren Ruhe und Kraft zu entwickeln. Den heute so verbreiteten Burn-out-Zuständen wird dadurch entscheidend entgegengewirkt.

Im Verlauf eines solchen Übungs- und Erfahrungsprozesses können auch eindrucksvolle psychische Entwicklungsschritte, sog. Quantensprünge, auftreten.

Es gibt kleine und große **„Quantensprünge"** wie Maria Hippius es ausdrückt (persönliche Mitteilung [9a]). Unter kleinen Quantensprüngen verstehe ich eine unerklärliche Veränderung in der aktuellen Befindlichkeit des Betroffenen, wie beispielsweise die Auflösung eines Zustandes von tiefer Trauer und Depression durch eine neue Erfahrung, wie durch das erstmalige Erleben eines intensiven Entspannungszustandes oder auch durch den Kontakt mit einem anderen Menschen, der das größere noch ungelebte innere Potential in dem Betreffenden sieht und es anzusprechen versteht. Es muß sich bei diesem Menschen nicht um einen spirituellen Meister oder einen großen Psychotherapeuten handeln. Viele in diesen Bereichen nicht Ausgebildete besitzen von Natur aus die hier erforderlichen Fähigkeiten oder haben sie im Laufe ihres Lebens erworben.

Auch wenn jemand nach einem solchen Quantensprung scheinbar wieder in den Ausgangszustand z.B. in die Depression zurückfällt, hat er sich in Wirklichkeit doch bis in tiefste Persönlichkeitsschichten hinein weiterentwickelt und wird nicht mehr „hinter diese Erfahrung zurückfallen". Die Potentiale, um einen schwierigen Zustand, z.B. den einer Depression, zu überwinden hat diese Person für sich erworben.

Große Quantensprünge sind oftmals bedingt durch mehrere kleine, die zuvor stattfinden. Sie können in der Entwicklung eines Menschen jedoch auch scheinbar ohne Vorzeichen spontan auftreten. Die Betroffenen erleben es so, als hätten sie zuvor in einer Pappkartonrealität gelebt und plötzlich entdeckt, daß man den Karton verlassen und eine unendlich große, weite, zuerst vielleicht teilweise auch beängstigende, aber dann freudvolle neue Welt entdecken kann.

Man sollte sich, wenn man mit der Atemtherapie beginnt oder während des Übens, ganz bewußt auch immer wieder mit Fragen der Erweiterung des eigenen Weltbildes und der Veränderung der eigenen Sichtweisen beschäftigen, denn wie John C. Lilly es ausdrückt „nur das ist wahr oder wird wahr, was wir innerhalb der Grenzen unserer eigenen Vorstellungsmöglichkeit auch als wahr zulassen können" [14]. Wenn wir neue Erfahrungen z.B. von intensiven Entspannungszuständen machen, verändert sich in der Regel auch unser gesamtes Erleben in allen anderen Bereichen. Es finden innere Wachstumsschritte statt.

21

Vielleicht können das Luftpotential und das ganze Spektrum seiner Bestandteile ein Instrument sein für die ausgedehnte Erforschung der Welt des erweiterten Bewußtseins, für Reisen in den inneren Raum (Dr. Martin Parkinson in Pálos, Atem und Meditation [25]).

Beschreibung der Erfahrungen:

Zu allen Zeiten hat es Versuche gegeben, die letztlich unbeschreiblichen Erfahrungen, die im Rahmen von atemtherapeutischen Prozessen auftreten können, in Worte zu fassen. Elena Cardas spricht von der Erfahrung, „... die Kraft, die in Ihnen liegt, zu entdecken und zu befreien" [5].

Besonders in der chinesischen Atemlehre wurde beschrieben, wie philosophisch-weltbildliche Gedankengebäude durch Atemübungen innerlich „erfahren" werden können.

„Es geht in der chinesischen Atemlehre um die Erlebbarkeit der Lebenskraft Chi, die man durch innere Ruhe und Leerheit der Mitte erlangen soll ...", „... nur so gelangt der Atem zu einer freien natürlichen Atmung" (Erich und Ilse Stiefvater, Chinesische Atemlehre und Gymnastik [29]).

Beim rechten Atem zeigt Chi seine ambivalente Bedeutung als Arzt und Seele. Dies so, daß der Atmende mit dem physischen (äußeren) atemmeditierend ein geistiges (inneres) Atmen verbindet. Dieser „geistige" Atem wiederum besteht nicht aus „Gedanken" oder „Vorstellungen". Der Tao glaubt vielmehr, daß das „Chi des Yang" und das „Chi des Yin" beim Ein- und Ausatmen durch die „Pforte" der Nase aufgenommen werden könne. Denn im „Shin-Yin King" heißt es: „Der Himmel (Yang) strahlt aus, die Erde (Yin) atmet ein" (Erich und Ilse Stiefvater, Chinesische Atemlehre und Gymnastik; Tao = Wahrheit, Geist, Gesetz, Prinzip, höchstes Wesen, Sinn, Weg, Bahn usw., Chì = Atem, Geist, Energie, Kraft [29]).

Wie E. und I. Stiefvater ausführen, handelt es sich hier weniger um eine äußere personifizierte Realität, sondern mehr um eine innerlich erfahrbare seelische Wirklichkeit, mit der es sich zu beschäftigen gilt, indem man „die Beziehung zwischen Seele und Körper pflegen" sollte. „Das tägliche Sich-Einüben in sich selbst sei, so heißt es, der wahre Weg zur Mitte, ... die die möglichst innige Vereinigung von Körper und Seele, ... von Abbild und Natur bedeutet" [29].

Wie Chi als Chi des Yang und Chi des Yin die großen Seinspole verbindet, so verbinde es auch Körper und Seele, kraft seiner zweigesichtigen Natur als „innerer" und „äußerer" Atem (Erich und Ilse Stiefvater, Chinesische Atemlehre und Gymnastik [29]).

„Seit Menschengedenken sinniert der Mensch nach über die Tatsache seiner gänzlichen Abhängigkeit von den gewaltigen Einflüssen der Natur.

Schließlich ist er zu der Überzeugung gekommen, daß es, um glücklich zu sein, darauf ankomme, so vollkommen wie möglich im Einklang mit dem unendlichen All zu leben" (Degroet [6]).

„Der Mensch ist ein Erzeugnis des segenreichen Wirkens von Himmel und Erde, der Vermählung von Yin und Yang, der Vereinigung eines Kwei mit einem Sen, der feinen Einflüsse der fünf Elemente" (Degroet aus dem Buch: „Li Yun" [6]).

„Die Menschenseele ist nach Vorstellung der chinesischen Philosophie aus zwei Seelen zusammengesetzt, deren eine dem Yin (der Erde) und die andere dem Yang (dem Himmel) entstammt, das, was beim Tode zur Erde zurückkehren muß, heißt Quai, der Atem (Chi) erhebt sich nach diesen Vorstellungen nach dem Tode in die Höhe und wird zum strahlenden Licht.

Wir würden heute sagen, die chinesische Philosophie hat unter Chi eine Menge von psychophysischen Korrelationen zusammengefaßt, die sie im einzelnen gar nicht kannte bzw. gar nicht kennen konnte. Wesentlich erscheint mir allein die Tatsache, daß die alten Taoisten mit Hilfe der „Arbeitshypothese" Chi ein körperlich-seelisches Trainingssystem aufbauten, das Beachtung verdient" (Erich und Ilse Stiefvater, Chinesische Atemlehre und Gymnastik [29]).

2 Geschichtliches

Wenn wir in der Medizingeschichte zurückblicken, finden sich die ersten Quellen zur Geschichte der Atementspannung und der Atemtherapie im Bereich religiös-spiritueller, philosophischer Systeme der fernöstlichen klösterlichen Medizin. Neben anderen Elementen war in diesen Systemen immer auch die Beachtung des Atems und die Behandlung durch den Atem wichtig.

Qigong, eine körperliche Atmungs- und Bewegungsform, die als das „Chinesische Heilatmen" oder auch als „Meditation in Bewegung" bezeichnet wird, entstand etwa um 2500 v. Chr. Damals kam es durch regelmäßige Überschwemmungen des gelben Flusses in der Ebene Nordchinas zu vermehrtem Auftreten von Gelenkleiden in der Bevölkerung. Die Entwicklung bestimmter Körper- und Atemübungen zur Verbesserung der Körperfunktionen, die hier hilfreich waren, führte zum im Bereich religiös-philosophischer Schulen verankerten System des Qigong, das der Gesunderhaltung und der Therapie von Krankheiten und gleichzeitig auch der Entwicklung innerer Kräfte diente. In dieser Zeit wurden die Übungen und die zugehörigen Lehren noch mündlich bzw. durch praktische Demonstration weitergegeben. Art und Weise der Weitergabe von Wissen und Erfahrungen der chinesischen Heilkunst waren streng festgelegt. Um die Erkenntnisse vor Mißbrauch durch Unberufene aber auch vor Verlust durch Zerstörung von Aufzeichnungen zu schützen, erhielten nur auserwählte Personen Unterweisung in den Erfahrungen des Meisters sowie im überlieferten Wissen aus der Linie der Ahnen.

Das bisher älteste schriftliche Dokument zur Atemtherapie stammt aus der Zeit des **sechsten Jahrhunderts** vor unserer Zeitrechnung und besteht aus zwölf in China entdeckten **Jadeplättchen**, auf denen folgender Text eingraviert ist:

„Beim Atmen muß man so vorgehen: Man behält (den Atem), und er sammelt sich. Wenn er sich gesammelt hat, dehnt er sich aus. Wenn er sich ausgedehnt hat, geht er nach unten. Wenn er nach unten geht, wird er ruhig. Wenn er ruhig geworden ist, wird er fest. Wenn er fest geworden ist, beginnt er zu keimen. Wenn er ausgekeimt ist, beginnt er zu wachsen. Wenn er gewachsen ist, muß man ihn wieder zurückdrücken (sich weiter von selbst ausdehnen lassen, Übersetzungsvorschlag des Autors). Wenn er zurückgedrückt ist (sich ausgedehnt hat, Übersetzungsvorschlag des Autors), erreicht er den Scheitel. Oben drückt er gegen den Scheitel, unten drückt er abwärts. Wer dieses befolgt, lebt; wer das Gegenteil davon tut, stirbt" (nach Needyham [19]).

Viele fernöstliche philosophisch-religiöse Systeme hatten jeweils auch eine zugehörige Gesundheitsvorsorgetradition mit einem theoretischen Hintergrund, mit praktischen Verhaltensanweisungen und insbesondere auch einer Bewegungskultur, also körperlichen Übungen, die mit Atemanweisungen verbunden waren.

Ich verweise in diesem Zusammenhang auf taoistische, zenbuddhistische, ayurvedische und Yoga-Traditionen, die meist an Klöstern gepflegt und weiterentwickelt wurden. Ein wichtiger Aspekt dieser Systeme und gleichzeitig ein Motor für deren Weiterentwicklung war und ist die Meditation, die innerliche Versenkung und das Entdecken und Entwickeln von Zuständen der Ruhe und Kraft.

Meditation hatte innerhalb dieser Traditionen insbesondere aber im Buddhismus einen intensiven Bezug zur Realität des alltäglichen Lebens. Prof. Stefan Pálos, der ungarische Sinologe, Philosoph und Heilpädagoge sagt in seinem Buch „Atem und Meditation" über die Bedeutung der klösterlichen Medizin in Asien für unsere Zeit [25]: „Der Vorgang der Meditation spielt sich im menschlichen Körper ab, beansprucht die fünf Sinnesorgane und auch das ‚Denkorgan'." So ist die Meditation ebenso eine physiologische, biologische und psychologische Tätigkeit und Frage. Obwohl sie meist unbewußt ausgeübt wird, kann ohne sie keine vernünftige oder intuitive Tat ausgeführt werden. Durch Atmung und Meditation ergibt sich nach Ansicht von Prof. Pálos beispielsweise auch ein Zugang zur Beeinflussung der oft unbewußt ausgeführten gesundheitsschädigenden Tätigkeiten, die sich vielleicht noch verstärkt in unseren schnellebigen Zeiten ausgebildet haben [25].

Das Lehrsystem des **Buddhismus**, entstand im **sechsten Jahrhundert** vor unserer Zeitrechnung in Indien gleichsam als Gegensatz zum alten indischen patriachalischen Kastensystem (Gauthama Siddhartha Buddha, 560-483 v. Chr.). In dem von Gauthama Siddhartha Buddha gelehrten System der vier edlen Wahrheiten, ging es um das Wesen des Leidens und dessen Überwindung durch den edlen achtfachen Pfad. Zum edlen achten Pfad gehören die rechte Erkenntnis, die rechte Gesinnung, die rechte Tat, die rechte Lebensführung, die rechte Anstrengung, die rechte Vergegenwärtigung und die rechte Vertiefung.

Bei diesen „Wegen" ist nicht nur das meditative, sondern gerade das praktische Leben von besonderer Wichtigkeit. Die praktischen Hinweise stehen in enger Beziehung zu einem physischen und psychischen Ruhezustand, zu dessen Erreichen Atemübungen sowie körperliche Bewegungsübungen erforderlich sind. Letztlich handelt es sich also auch um ein religiös-philosophisches System, das das Streben um ganzheitliche leibseelische Gesundheit durch Ehrlichkeit und Authentizität sich selbst und seinem Umfeld gegenüber beinhaltet.

Die zwischen dem **vierten und dritten Jahrhundert** vor unserer Zeitrechnung entstandene Geistesrichtung des **Taoismus** lehrte eine mit der „allumfassenden Gesetzmäßigkeit in Einklang" stehende Lebensweise, die die „Allgültigkeit des Kosmos in sich selbst wirksam" werden lassen sollte (Zitat Pálos [25]). Um dies zu erreichen, wurde einerseits die philosophische Lehre vermittelt, andererseits sollten regelmäßig bestimmte körperliche Übungen und Atemübungen durchgeführt werden, da man glaubte, daß die angestrebte geistige Verfassung nur in Verbindung mit der regelmäßigen körperlichen Übung zu erreichen war.

Die in der Geistesrichtung des Taoismus begründete Gesundheitsprophylaxetradition, die sich zwischen dem vierten und dritten Jahrhundert vor unserer Zeitrechnung entwickelte, beschäftigt sich mit Regeln für eine gesunde, alltägliche Lebensführung und gibt praktische Hinweise zum Weg der inneren Wandlung durch körperliche Übungen und Atmungspraktiken.

Eine Abfolge von täglich auszuführenden Übungen sollte die Menschen gesund und leistungsfähig erhalten.

Die **2500 v.Chr.** entstandenen **Yoga**traditionen, die in Richtung innere Befreiung durch Kontrolle und Herrschaft über die physischen Funktionen des Körpers durch Körperhaltungen (Asana) und Atemübungen (Pranajama) angelegt waren, wurden später in veränderter Form in die Lehren des Buddhismus übernommen.

Ursprünglich stand im Gegensatz zu den chinesischen Atemübungstradititonen der spirituell-religiöse Aspekt noch vor dem medizinischen. Die heute bei uns praktizierten Yogaformen finden sich in dem breiten Spektrum zwischen Yoga als reiner Gesundheits- und Fitnessgymnastik - wie vor etwa 10 Jahren über das Fernsehen verbreitet - bis hin zu teilweise in religiösen Sekten angesiedelten Yogaformen, bei denen der spirituelle Überbau den Schwerpunkt bildet.

Tai-Chi-Chuan, heutzutage wieder als allgemein bekannte und praktizierte Form einer ganzheitlichen Gesundheitsübung durch Schulung des Körperbewußtseins und durch meditative Bewegung und Atmung, war zunächst ein aus der taoistischen Philosophie zur Zeit der Ming-Dynastie um **1500 v.Chr.** entstandenes philosophisches System, das sich mit der Entstehungsgeschichte des Kosmos und den Gegensätzen Himmel und Erde (Yin und Yang), männlich und weiblich usw. sowie deren gegenseitigem Ausgleich im täglichen Leben befaßte.

Der **Buddhismus** kam etwa im **ersten Jahrhundert** unserer Zeitrechnung nach China und erlebte um das sechste bis siebte Jahrhundert dort seine Blütezeit. Er befruchtete andere dort schon vorhandene Systeme wie z.B. das des Qigong (s. Bock-Möbius [3]). Viele Werke unter den religiösen Schriften des Buddhismus hatten ausgesprochen medizinischen Charakter und enthielten gesundheitsprophylaktisch wirksame Körper- und Atemübungen und berührten weitere medizinische Themen.

Auch der in China zuvor vorherrschende Konfuzianismus beinhaltete eine gesundheitsprophylaktische Tradition. Eine eigene atemtherapeutische Tradition gab es im Konfuzianismus nicht.

Im Jahr **526** kam **Bodhidarma,** ein bedeutender Vertreter des indischen Buddhismus, als Gründer der sogenannten **Chan-Schule** nach China, aus der später in Japan die Tradition des „**Zen**" entstand. Bodhidarma erachtete alle äußerlichen Formalitäten für unwichtig und betonte die herausragende Stellung der Meditationsübung und der inneren Sammlung. Er ging davon aus, daß richtige Atemführung und gute Konzentration zu einer guten psychischen und physischen Verfassung führten.

Als im **siebten Jahrhundert** sich auch in **Tibet** der **Buddhismus** verbreitete, lernten zu dieser Zeit die tibetischen Mönche auch die von Bodhidarma überlieferten Übungen kennen. In Zusammenhang mit Einflüssen aus der indischen Yogatradition und der alteingesessenen Bon-Religion entstand in Tibet der heutige Lamaismus.

Die tibetischen Priesterärzte beginnen auch heute erst nach Absolvierung einer spirituellen und priesterlichen Ausbildung mit der eigentlichen medizinischen Ausbildung. Neben spirituell geistigen Aspekten ging es bei den Meditations- und Atemübungen immer auch um einen gesundheitsprophylaktischen Aspekt.

Im alten China wurden zur Zeit der Han-Dynastie (im Jahr 220 unserer Zeitrechnung) und auch in anderen Zeitperioden die Ärzte nicht für ihre Tätigkeit am kranken Patienten bezahlt, sondern erhielten ihren Obolus nur von den Gesunden. Die chinesischen Ärzte mußten also ein großes Interesse an der Gesundheitsvorsorge haben, da sie ja nur dadurch, daß möglichst viele gesund waren, zu Einkommen und Ansehen gelangten.

Um den Gesundheitszustand der ihnen Anbefohlenen zu bewahren oder noch zu verbessern, brachten sie ihnen Atem- und meditative Körperübungen zur Schulung der inneren Achtsamkeit und Konzentration bei. Indem sie besser zu sich selbst zu finden, die Bedürfnisse von Körper und Geist zu spüren und darauf zu achten lernten, sollten die Menschen besser in der Lage sein, im Einklang mit ihrem Umfeld und den Kräften in Natur und Kosmos zu leben. Schriften, die dieser Tradition entstammen, sind beispielsweise:

Hua T`o, „Atemübungen zur Heilung und Stärkung, aus Bewegungsformen der Tiere abgeleitet" (zweites, drittes Jahrhundert), Tao-Hung-Ching, „Abhandlung über Erhaltung und Verlängerung des Lebens" (fünftes Jahrhundert unserer Zeitrechnung) und Zun-Cheng-Pa-Chien, „Acht Kapitel über das Mitgehen der Tätigkeiten mit der Lebensenergie" (Ming-Zeitalter um 1500).

Der uns heute in mancher Hinsicht fremd und feindselig erscheinende Islam beinhaltet in seiner Urform viele gesundheitsprophylaktisch gemeinte Handlungsanweisungen bis hin zu diätetischen Vorschriften und einer Bewegungs- und körperlichen Übungskultur, die mit Atemübungen verbunden war. Diese Dinge sind im heutigen Sufismus weiter lebendig.

Die nur in mündlicher Überlieferung an Vertrauenspersonen weitergegebene und deswegen noch wenig erforschte druidische Wydaphilosophie, die bei keltischen Druidenpriestern in Irland und in der Bretagne verbreitet war, hat möglicherweise gemeinsame Wurzeln mit dem Yoga und lehrte, daß alle Handlungen, alles Denken und Fühlen durch Energien in der Natur mitbedingt seien, und daß diese Energien durch geistige und körperliche Übungen modifiziert und gelenkt werden könnten. Die heute nur noch teilweise bekannten rituellen Praktiken der Druiden sowie die mündlich weitergegebenen körperlichen Übungspraktiken hatten neben einer religiös-spirituellen Dimension auch Gesundheitsvorsorgecharakter. Einfache Körperbewegungen und Atemübungen sollten dazu befähigen, sich des materiellen Leibes voll bewußt zu werden und den Körper in seinem natürlichen Funktionszustand gesund zu erhalten.

Wyda und andere naturphilosophische Systeme wurden in der Zeit des römischen Imperiums und der anschließenden Verbreitung des Christentums verdrängt. Die meisten der ohnehin wenigen Aufzeichnungen und die Kultstätten und Kultgegenstände wurden in dieser Zeit zerstört.

Die uns besser bekannten und näherstehenden abendländisch humanistischen Traditionen haben auch im Bereich der Heilkunde nicht immer nur kurative, sondern vor allem auch (mens sana in copore sano) gesundheitsprophylaktische Aspekte vertreten. „Schon in den Hochkulturen der Griechen, Ägypter und des fernen Ostens wurde das Erleben des Atems in der Einheit von Körper, Seele und Geist als Grundlage für die Entfaltung der Lebenskraft, für leib-seelische Erneuerung und für die geistige Reife im Menschen angesehen" (E. Cardas [5]). Dies setzt sich in der Kultur der Römer weiter fort. Das lateinische Wort Spiritus, auf deutsch Atem, bedeutet zugleich auch Seele und Geist. Das römische Ideal des „mens sana in corpore sano" hatte also auch etwas mit dem Atem zu tun. Gerade in dieser Zeit wurde der Stellenwert der eigenen Verantwortung für die eigene Gesundheit und das aktive Bemühen darum betont.

„Die Menschen erbitten sich ihre Gesundheit von den Göttern, daß sie aber selbst Einfluß auf ihre Gesundheit haben, wissen sie nicht" (Demokrit 1460 v.Chr.).

„Denn das ist der größte Fehler bei der Behandlung von Krankheiten, daß Leib und Seele allzusehr voneinander getrennt werden, wobei es doch nicht getrennt werden kann. Aber gerade das übersehen die ... Ärzte. Sie sehen nämlich niemals das Ganze."

Prof. W. Hollmann aus Köln sagt dazu: „Ärzte im Altertum und Mittelalter wiesen u.a. auf die gesundheitliche Bedeutung regelmäßig betriebener Körperübungen und der richtigen Ernährung hin [10].

Mit dem Einzug naturwissenschaftlicher Methoden in die Medizin des 19. und speziell zu Anfang des 20. Jahrhunderts traten jedoch ärztliche

Erfahrungswerte in den Hintergrund gegenüber den genau erhobenen Daten naturwissenschaftlichen Vorgehens." Die innere Haltung, die Art des Denkens sowie die Lösung bestimmter Probleme und Fragen, der Menschen veränderte sich. Mit dem Beginn des naturwissenschaftlichen Denkens zur Zeit der Aufklärung wurde in unserem Kulturkreis das Bewußtsein von der Ganzheit des Menschen „vergessen". Insbesondere kam es nach Rolf D. Koll [13] zur Zeit von Descartes (1596-1650) zu einer „Abqualifizierung des Leiblichen ...". Den Ausspruch von Descartes „cogito ergo sum", d.h. „ich denke, also bin ich" (und nicht etwa wie Dr. Yvonne Maurer provokativ sagt „ich atme, also bin ich" [18]), kommentiert Koll so, daß bei Descartes „Gefühl, Körper und Materie, also alles nicht geistige und nicht denkende ..." zu „... Seinsgrößen zweiter Ordnung abqualifiziert" würden. Da der Mensch das „einzig verstandesbesitzende Wesen" sei, ergibt sich nach Koll in unserer Zivilisationsentwicklung die Legitimation für die Ausbeutung der Tier- und Pflanzenwelt auf dieser Erde in den letzten 2 Jahrhunderten, die logischerweise zu folgenden Problemen und Mißständen in unserem Zeitalter geführt hätten: „... systematische Zerstörung der Natur, ... Technisierung und Materialisierung der Welt, ... Abqualifizierung von Andersdenkenden, Abwertung von Gefühlen als unvernünftig ..." usw. Aufgrund dieses Denkens und Handelns hat sich der westliche Mensch in den letzten 200 Jahren auch von seiner eigenen Natur entfremdet. Dies gilt auch für den Bereich der Medizin und speziell für die Gesundheitsvorsorge.

„Biophysikalische und biochemisch fundierte Aussagen, ... mußten erst in jahrzehntelanger Kleinarbeit erstellt werden, um den früher selbstverständlich gewesenen Aussagen eine erneute wissenschaftliche Bestätigung zu verschaffen" (Prof. W. Hollmann [10]).

Als im 17. Jahrhundert jesuitische Wissenschaftler und gleichzeitig holländische und deutsche Ärzte von Forschungsreisen aus China und Japan Kenntnisse insbesondere über Akupunktur und Atemtherapie in den Westen brachten, wurde damals auch gesundheitsprophylaktisches Gedankengut und bestimmte körperliche und Atmungsübungspraktiken mitgebracht, die seinerzeit wegen der vorwiegend kurativen Orientierung der damaligen medizinischen Schulen in Vergessenheit gerieten.

Französische Sinologen brachten im vorigen Jahrhundert als Missionare, Botschafter oder Privatgelehrte Material über die Anfänge der chinesischen Atemtherapiesysteme in den Westen (z.B. Père Amiot, Marcel Graniet und Henri Mastero).

29

Erst in den späten 50er Jahren entdeckte man in Zusammenhang mit dem wieder entstandenen Interesse an der Akupunktur erneut auch die fernöstlichen Gesundheitsprophylaxetraditionen.

In dieser Zeit wurde wohl auch der Grundstein für die heutige Holistic-Health-Bewegung in den USA gelegt, die dann durch weitere, vorwiegend fernöstliche geistig-spirituelle Systeme bereichert wurde.

Zur gleichen Zeit wurde auch in der Sowjetunion verstärkt im Bereich der Gesundheitsprophylaxe gearbeitet. Ich verweise auf eine Veröffentlichung des Ärztekollektivs aus dem Krimsanatorium in Jalta, welches ich 1986 selbst einmal besuchen konnte. Diese Veröffentlichung erschien im Oktober 1958 in der Zeitschrift Zdarovie (Gesundheit) in Moskau und beschäftigt sich mit dem Einsatz atemtherapeutischer Übungen für die Volksgesundheit und beruft sich auf atemtherapeutische Traditionen aus dem alten China.

Eine eigene Entwicklung zur Gesundheitsbildung der westlichen Medizin ist das 1890 von Schultz in seinem Buch „Die seelische Krankenbehandlung" veröffentlichte Autogene Training. „Eine gewisse Ähnlichkeit mit der alterprobten chinesischen Atemtherapie mit dem hierzulande besonders aktuellen Autogenen Training des Berliner Professors Dr. H.J. Schultz ist unverkennbar" (Pálos [25]). Diese Aussage mag sicherlich auch für die in den 30er Jahren vom amerikanischen Psychologen Jacobson entwickelte Progressive Muskelentspannung gelten.

Pálos sieht im Autogenen Training mit fernöstlichen Atemtherapien und Meditationspraktiken vergleichbare Ansätze in Richtung auf die Herstellung einer inneren psychischen Ordnung und Ruhe [25]. Man spricht heute bei all diesen Verfahren der sogenannten kleinen Psychotherapie im Bereich der ärztlichen Naturheilverfahren auch von „Ordnungstherapie".

Prof. Karlfried Graf Dürckheim ist es gelungen, fernöstliche Traditionen vor allem die des Zen auf unsere westliche Kultur abzubilden und zu adaptieren.

Mit „Wandlung zur Ganzheit" ist neben persönlicher Weiterentwicklung und Entdecken sowie Integrieren unseres inneren Selbst ein tieferes und ganzheitliches Leben und Erleben und damit auch ein Vorgang gemeint, der heilend auf die menschliche Psyche und den Körper wirkt. „Entwicklung .... ist nur möglich durch Finden der rechten Mitte" (Dürckheim [7]).

Insofern ist dieser Prozeß, der körperlich meditative Übung und Beachtung des Atmens beinhaltet, auch ein Ansatz in Richtung auf ganzheitliche Gesundheit.

Theorie

3 Neurophysiologische Modellvorstellungen zur Atementspannung

Das autonome Nervensystem und das Willkürmotoneuronensystem sind untereinander und auch mit anderen Systemen wie z.b. dem limbischen System, das für psychische Befindlichkeit und Stimmung wichtig ist, über die sogenannte formatio reticularis verknüpft. Ebenso gibt es Verbindungen zur Medulla oblongata im Halsmarkbereich. Dort sitzt das Atemzentrum. Rezeptoren im Bereich des Brustkorbs, die Bewegung und Anspannung des Brustkorbs beim Einatmen und Entspannung beim Ausatmen registrieren, geben ihre Informationen an das Atemzentrum weiter.

Eine günstige Veränderung, die man an den zugänglichen Teilen des Gesamtsystems nämlich an der willkürlich gesteuerten Muskulatur, an Brustkorb und Lunge z.b. über das Atemmuster erreichen kann, soll günstige Veränderungen an den anderen Teilen des Systems hervorrufen.

4 Einsatzbereiche der Atementspannung

4.1 Indikationen

- allgemeine Gesundheitsprophylaxe
- Schlaflosigkeit (bestimmte Formen)
- adjuvante Therapie bei verschiedenen Schmerzformen
- Spannungskopfschmerz
- Migräne cephalaea
- allgemeine Spannungsgefühle und Nervosität
- frei flottierende Angst
- Prüfungsangst
- andere Formen von Phobien und Angstzuständen
- Entspannung und Streßbewältigung (beispielsweise auch im Rahmen einer Psychotherapie)
- psychophysische Erschöpfungszustände
- adjuvante Therapie bei funktionellen Störungen (vegetative Dystonie)

- adjuvante Therapie bei Streßulkus und bei anderen durch innere Anspannung bzw. diverse Streßfaktoren begünstigte Erkrankungen
- Bluthochdruck, adjuvante Therapie
- adjuvante Therapie bei Asthma bronchiale und anderen Lungenerkrankungen (in nicht akuten Phasen der Erkrankung)
- adjuvante Therapie während der Reduktion oder beim vollständigen Absetzen von Schmerzmitteln und Tranquilizern

Bei den genannten Indikationen können Atementspannungsübungen teilweise als alleinige oder als adjuvante Therapieverfahren eingesetzt werden.

Da die Behandlung von Krankheitszuständen im eigentlichen Sinn immer dem Fachmann überlassen bleiben sollte, muß hier vor der Anwendung des Entspannungsverfahrens eine diagnostische Wertung des Krankheitsbildes beispielsweise durch den Hausarzt stattfinden. Dies ist nötig, um Kontraindikationen (s.u.) zu erkennen und auch um zu vermeiden, daß z.B. Symptome von Zusatzerkrankungen wie Tumorschmerzen durch den erzielten Entspannungszustand weniger deutlich wahrgenommen und dadurch verschleiert werden.

4.2 Kontraindikationen

- Asthmaanfall
- akute Lumbago (Anfänger und bestimmte aktive Übungen)
- Myositis (Anfänger und bestimmte aktive Übungen)
- akutes Muskelrheuma (Anfänger und bestimmte aktive Übungen)
- akute Arthritiden (Anfänger und bestimmte aktive Übungen)
- dekompensierter Hypertonus (Anfänger und bestimmte Übungen)
- grenzkompensierte Herzinsuffizienz (Anfänger und bestimmte Übungen)
- sowie andere Herz-Kreislauf-Erkrankungen, wie z.B. auch das Aortenaneurysma, bei denen das Valsalva-Manöver (Bauchpressen) kontraindiziert ist. (Anmerkung: Auch bei geübten Probanden kann selbst beim vorsichtigen Üben ein intrathorakaler Druckanstieg erfolgen.)
- bestimmte Neurosenformen, bei denen ein Spannungsverlust vermieden werden soll.

5 Unterschiede der Atementspannung zur Progressiven Muskelentspannung und zum Autogenen Training

Atementspannung ist ebenso wie das Autogene Training nach **Schultz** [25] und die Progressive Muskelentspannung nach **Jacobson** ein Entspannungsverfahren, das auch zu einer Intensivierung der körperlichen Wahrnehmungsfähigkeit führen soll. Psychisches Angespanntsein, körperliche Verspannungen und vegetative Reaktionen auf Stressoren im eigenen Umfeld sollen durch diese Methoden abgemildert und für den Übenden beherrschbar werden. Chronische Schäden bis hin zu organischen Krankheiten, die als Folge von psychischer und somatischer Daueranspannung denkbar sind, sollen durch Entspannungsverfahren verhindert werden.

Atementspannungsverfahren sind ebenso wie die Progressive Muskelentspannung im allgemeinen leichter, als das Autogene Training erlernbar. Entspannungszustände können von Probanden, die noch keine Vorerfahrung mit Entspannungsmethoden haben, im allgemeinen wesentlich leichter als beim Autogenen Training und zwar schon beim ersten Üben wahrgenommen werden. Durch die sich so beim Üben schnell und zuverlässig einstellenden Erfolge wird man in der Regel eher als beim Autogenen Training durch Atementspannung zum weiteren eigenständigen Üben motiviert.

Unter der direkten Anleitung eines Therapeuten oder Übungsleiters gelingt es den Übenden üblicherweise sehr schnell, die angenehmen Effekte der Atementspannung unmittelbar körperlich zu empfinden.

Beim Autogenen Training ergibt sich am Anfang oftmals die typische Situation, daß bei manchen Teilnehmern „der Arm einfach nicht schwer wird". Manche Psychotherapeuten setzen an dieser Stelle körperliche oder über die Atmung wirkende Entspannungsverfahren ein, um die Fähigkeit, körperliche Prozesse wahrzunehmen bei ihren Patienten zu steigern und ihnen so über die ersten Klippen beim Erlernen des Autogenen Trainings hinwegzuhelfen.

Vielen Menschen fällt es schwer, sich während des Autogenen Trainings, beim katathymen Bilderleben oder bei der Hypnoseentspannung auf die vom Therapeuten gegebenen Suggestionen einzulassen, da sie befürchten, die Kontrolle zu verlieren, etwas Unvorhergesehenes zu erleben, zu tun oder irgendwie manipuliert zu werden.

Bei der Atementspannung werden vom Übungsleiter allenfalls in späteren Sitzungen Suggestionen eingesetzt. Die gegebenen Anweisungen sind leicht zu verstehen und einfach auszuführen.

Da vom Anleitenden immer klare Handlungsanweisungen gegeben werden, fühlen sich viele Übungsteilnehmer wie in einer Übungssituation beim Sport, bei der ihnen ein Übungsleiter konkrete Handlungsanweisungen zu bestimmten Übungsabläufen gibt.

Die Funktionsabläufe bei der Atementspannung ähneln oftmals gymnastischen Trainingseinheiten, wie sie bei vielen Sportarten vorkommen. Breite Bevölkerungsschichten sind also mit vergleichbaren Vorgängen bereits gut vertraut und kommen deshalb mit den Abläufen bei Atementspannungsübungen auch gut zurecht.

Der Übende bleibt mit seiner Aufmerksamkeit zumindest teilweise in Kontakt mit dem Therapeuten. Ein Absinken des Aktivitätsniveaus, das beispielsweise beim Autogenen Training häufig sogar zum Einschlafen während der Übungssitzungen führt, wird somit vermieden. Auch Ablenkung von außen oder durch eigene Gedankenaktivität wird durch die Aufmerksamkeit in Richtung auf den Therapeuten und die Konzentration auf bestimmte körperliche Übungen weitestgehend vermieden oder vermindert.

Atementspannungsübungen können nötigenfalls auch in einer einzigen Sitzung erlernt werden. Das weitere Üben und Praktizieren der Methode nach schriftlichen Anleitungen ist möglich. Atementspannung kann teilweise sogar mit Hilfe von schriftlichen Anleitungen auch ohne Therapeuten oder Übungsleiter gültig erlernt werden.

Da die Übungsteilnehmer weder besondere Voraussetzungen von seiten der Fähigkeit zur Introspektion, der konzentrativen Fähigkeiten oder des Intelligenzniveaus mitbringen müssen, ist die Atementspannung eine universell einsetzbare Entspannungsmethode.

Im Gegensatz zum Autogenen Training, wo mentale Vorstellungen zur Entspannung führen sollen, und zur Progressiven Muskelentspannung, wo die körperliche Aktivität als Zugang zur Entspannung im Vordergrund steht, kommt es bei der Atementspannung zu einer Verbindung von verschieden stark ausgeprägten körperlichen Übungsvorgängen mit dem Entspannungsvorgang durch das Atmen selbst.

Neue Atementspannungsübungen, wie sie nachfolgend auch dargestellt werden, arbeiten zusätzlich mit mentalen Vorstellungen, die in der Übungsanleitung vorgegeben werden. Durch das gleichzeitige Verwenden verschiedener Entspannungszugänge können Personen, die durch verschieden geartete Vorerfahrungen einen unterschiedlichen Entspannungszugang gewohnt sind, gleichzeitig angesprochen werden. Diese Übungen sind also auch in einer sehr inhomogen zusammengesetzten Gruppe geeignet, bei den verschiedenen Teilnehmern schnell und effektiv Entspannungszustände zu erreichen und einzuüben (s. Knörzer, Olschewski, Schley 1992 [12]). Indem die verschiedenen möglichen Erfahrungsqualitäten bereits in der Übungsanleitung benannt und angesprochen werden, ist es bei der anschließenden Rückmeldung innerhalb der Gruppe leichter, darauf Bezug zu nehmen und so den einzelnen Übungsteilnehmer einzuladen, auch Erfahrungen in einer bislang für ihn neuen und unbekannten Erlebnisebene zu machen. Durch das Entdecken dieser Erfahrungsbereiche wird die eigene Entspannungsfähigkeit erweitert und vertieft.

Praxis

6 Vorbereitung und äußere Bedingungen

Störungen von außen beispielsweise durch Geräusche von außerhalb, Klopfen an der Tür oder gar Betreten des Raumes durch andere Personen sollten während der Übung vermieden werden. Hier können organisatorische Vorkehrungen, wie ein Schild „bitte von ... bis ... nicht stören", Abstellen des Telefons und auch die Wahl der geeigneten Übungszeit (Mittagspause) hilfreich sein.

6.1 Übungsraum

Der Geräuschpegel im Übungsraum sollte möglichst gering sein. Wenn möglich, sollte ein Raum gewählt werden, der z.b. von Straßenlärm oder anderen Geräuscheinwirkungen aus der Umgebung bzw. innerhalb des Gebäudes abgeschirmt ist.

Störende Gerüche sollten im Raum nicht vorhanden sein.

Wenn möglich, sollte der Übungsraum behaglich eingerichtet sein. Andernfalls sollte die Möglichkeit bestehen durch einige wenige Veränderungen eine angenehme Atmosphäre zu schaffen.

Wenn man alleine z.b. in der Mittagspause am Arbeitsplatz übt und nicht sehr viel im Raum verändern kann, ist es jedoch auch möglich, mit geschlossenen Augen zu üben und sich behagliche innere Räume vorzustellen. Dies gelingt nach einiger Übung den meisten Menschen recht gut.

Es sollte genug Platz für die Durchführung der Übungen vorhanden sein. Achten Sie darauf, daß Sie bei Übungen im Liegen genügend Platz haben, um sich nach allen Seiten zu strecken.

Die Raumtemperatur sollte als angenehm empfunden werden.

6.1.1 Beleuchtung

Während der Entspannungsübung sollten weder Übungsleiter noch Teilnehmer von hellem Licht geblendet werden. Wenn möglich, sollte leicht abgedunkelt werden. Durch die richtige Beleuchtung soll eine behagliche Atmosphäre geschaffen werden. Vollständiges Abdunkeln wird von manchen Übungsteilnehmern als sehr angenehm und die Entspannung vertiefend empfunden. Andere erleben Dunkelheit als bedrohlich. Aus diesem Grund sollte nicht vollständig abgedunkelt werden. Außerdem wäre es für den Übungsleiter im Dunkeln nicht mehr möglich, die Übenden in ihrem Entspannungsprozeß zu beobachten. Dies ist zumindest am Anfang wichtig, um Feinabstimmungen und Modifikationen des Übungsablaufes wie z.b. eine Wiederholung einzelner Übungsteile je nach dem Fortgang des Entspannungsprozesses bei den Gruppenteilnehmern vornehmen zu können.

6.1.2 Hilfsmittel

Für **Übungen im Sitzen** benötigt man einfache Gymnastikhocker oder auch Küchenstühle. Da beim Sitzen die Hüftgelenke etwas weiter vom Boden entfernt sein sollten als die Kniegelenke, werden teilweise auch Kissen oder eine mehrfach gefaltete Decke als Sitzunterlage benötigt. Ein entsprechend verstellbarer Bürostuhl ist ebenfalls geeignet.

Für **Übungen**, die **im Liegen** ausgeführt werden, benötigt man eine Gymnastikmatte (z. B. Airexmatte) oder je nach Untergrund eine oder zwei gefaltete Decken, die groß genug sind, daß man ausgestreckt darauf liegen kann. Legen Sie die zwei Decken übereinander auf den Boden.

Für **Übungen im Stehen** sollte ein weicher Teppichboden oder eine Decke als Unterlage vorhanden sein.

Musik: Sie können während der Übung eine Entspannungsmusik anhören, wenn Sie möchten. Es ist jedoch oftmals auch gerade sehr angenehm, ganz für sich und von Ruhe umgeben zu üben.

(Musikbeispiele: Stephen Halpern: Comfort Zone, Dawn, Eventide; Halpern/Horn: Connections; Shawkie Roth: You are the Ocean I und II.)

6.2 Übungshaltung

Die Atemübungen im Liegen beginnen meist in entspannter Rückenlage. Die Arme liegen gestreckt, locker neben dem Körper. Man sollte möglichst bequem liegen. Eine oftmals mit Schmerzen verbundene Hohlkreuzstellung kann aufgelöst werden, indem man die Beine anhebt und die Füße auf dem Boden aufstellt, anschließend das Becken anhebt und es ein wenig fußwärts nach unten zieht und wieder auf die Unterlage ablegt. Beim Ablegen der Beine wird die Lendenwirbelsäule zusätzlich gestreckt.

Bei Vorliegen von krankheitsbedingten Veränderungen in Gelenken oder Wirbelsäule sollte man durch Polster und anderes Lagerungsmaterial für eine bequeme Liegeposition sorgen.

Übungen, die im Sitzen ausgeführt werden, beginnen meist in breitbeiniger Sitzhaltung, bei der die Fersen und das Steißbein von oben gesehen ein gleichseitiges Dreieck bilden. Die Hüftgelenke sollten etwas weiter vom Boden entfernt sein als die Kniegelenke. Die Wirbelsäule sollte gerade aufgerichtet sein. Gleichzeitig sollte man darauf achten, die Haltemuskulatur der Wirbelsäule möglichst locker zu lassen.

Man kann diese Haltung erreichen, indem man zunächst einen Rundrükken bildet, den Oberkörper nach vorne beugt und sich mit den Ellbogen auf den Oberschenkeln abstützt. Schließen Sie für einige Augenblicke die Augen und spüren Sie nach, wie sich diese Haltung anfühlt. Welche Gedanken gehen Ihnen dabei durch den Kopf? Welche inneren Bilder tauchen auf? Stellen Sie sich vor, Sie müßten jetzt noch eine halbe Stunde, 2 Stunden, 4 Stunden so sitzen. Wie geht es Ihnen bei dieser Vorstellung?

Richten Sie sich anschließend gerade auf und bilden Sie ein leichtes Hohlkreuz. Drücken Sie die Brust heraus wie ein preußischer Offizier. Sie sitzen nun auf den vorderen Bereichen des Sitzbeines. Stellen Sie sich vor, Sie müßten eine halbe Stunde, 1 Stunde oder noch länger so sitzen. Schließen Sie die Augen und stellen Sie fest, wie Sie sich jetzt fühlen. Welche Gedanken gehen Ihnen durch den Kopf? Welche inneren Bilder tauchen auf?

Lockern Sie nun Ihre Sitzhaltung. Bleiben Sie aufrecht und gerade auf den Sitzbeinen sitzen. Bewegen Sie den Rumpf unmerklich nach links und rechts und auch ein wenig nach vorne und hinten und suchen Sie für jeden einzelnen Wirbel eine lockere und entspannte Haltung, in der er aufrecht und gerade auf dem jeweils nächsten unteren Wirbel ruht. Balancieren Sie auf dieser locker und von selbst gerade stehenden Wirbelsäule den Kopf wie einen Ball auf einer Stange.

Die Ausgangsstellung für Übungen im Stehen ist ein lockerer Stand mit leicht angebeugten Knien. Das Becken sollte leicht nach vorne geschoben werden. Beim ersten Ausprobieren dieser Körperhaltung sollten die Füße parallel auf den Boden aufgesetzt werden und schulterbreit oder etwas weiter entfernt voneinander stehen.

Richten Sie auch jetzt den Körper möglichst locker und gerade auf. Suchen Sie für jeden einzelnen Wirbel eine lockere und entspannte Haltung mit gerade aufgerichtetem Rücken. Balancieren Sie den Kopf auf der Wirbelsäule wie einen Ball auf einer Stange.

6.3 Übungskleidung

Falls es möglich ist, sollte man bequeme Sportkleidung (z.B. Jogginganzug) tragen. Je nach Raumtemperatur und Liegeposition (am Boden eines Raumes ist es meistens etwas kälter) sollte eine adäquate Kleidung gewählt werden.

Wenn man z.b. in der Mittagspause am Arbeitsplatz üben möchte, wo ein Kleiderwechsel oftmals nicht möglich ist oder wenn man direkt nach Feierabend noch in üblicher Alltagskleidung zum Entspannungskurs geht, kann man sich mit einfachen Mitteln behelfen.

Falls der Bauch durch enge Kleidung abgeschnürt wird, was eine entspannte Bauchatmung verhindern könnte, empfiehlt es sich, den Reißverschluß bzw. den Hosenbund zu öffnen. Wer dies als angenehm empfindet, kann seine Schuhe ausziehen und Uhr, Brille bzw. Kontaktlinsen ablegen. Manche Menschen empfinden das Ablegen dieser Hilfsmittel als zunächst unangenehm; in diesem Fall sollte es unterbleiben.

Möglicherweise gibt es noch weitere Faktoren, die eine ruhige und behagliche Atmosphäre beim Üben noch weiter unterstützen. Diese sollten vom Übenden erfragt und wo immer möglich eingerichtet werden.

6.4 Voraussetzung beim Übenden

Um an einem Atementspannungskurs in einer Gruppe teilnehmen zu können, muß der Teilnehmer ausreichend in der Lage sein, sich auf die Stimme und auf die Anweisungen des Übungsleiters konzentrieren zu können. Körperlich muß er in der Lage sein, die Bewegungen, die im Übungsablauf vorkommen, ausführen zu können.

Bei Arthrosepatienten können Übungen, die erkrankte Gelenksbereiche miterfassen, Schmerzen auslösen. Diese Übungen müssen modifiziert werden.

Auch bei Patienten, die teilweise gelähmt sind, sind manche Übungen nicht einsetzbar. Mit diesen Patienten sollte vorwiegend in Einzelsitzungen gearbeitet werden. Übungsablauf und Körperhaltung sollten den physischen Bedingungen des Patienten entsprechend modifiziert werden.

Prinzipiell gibt es nach oben hin keine Altersgrenzen. Der älteste Patient in einer unserer Gruppen war 84 Jahre alt.

Nach persönlichen Mitteilungen von W. Knörzer (Heidelberg 6/94 [12a]) können Atementspannungsübungen im Rahmen des suggestopädischen Unterrichts und zur Prüfungsvorbereitung bereits in den ersten Schulklassen gelehrt werden.

7 Hinweise für den Übungsleiter

7.1 Zur Vorbereitung

Vermeiden Sie beim Sprechen der Übungsanleitungen wertende Bemerkungen und denken Sie daran, daß je nach dem begrifflichen Bezugsrahmen der Teilnehmer auch Begriffe wie „schlaff" beispielsweise bei älteren Teilnehmern und „tonnenschwer" bei übergewichtigen Teilnehmern unangenehme Assoziationen zu einem negativen Selbstbild auslösen können.

Erklären Sie den Teilnehmern, daß eine Abgrenzung zu den Hypnoseverfahren besteht, und daß auf bewußte Suggestionen bei der Atementspannung zunächst grundsätzlich verzichtet wird. Dies soll dem Verfahren von vornherein den Charakter des manipulativen oder geheimnisvollen nehmen.

Weisen Sie darauf hin, daß es in den Übungsstunden zunächst auf eine möglichst gute Vermittlung der Entspannungstechnik ankommt. Hierbei ist die Besprechung der Erfahrungen des einzelnen und der Gruppe und auch die Klärung von Problemen und Fragen wichtig. Anschließend kommt es darauf an, durch konstantes Üben möglichst umfassende eigene Erfahrungen aufzubauen.

Insgesamt ist es wichtig, für den Übenden eine Atmosphäre der Ruhe und der Geborgenheit zu schaffen, in der er sich nach außen hin abgeschirmt und in Schutz genommen fühlt, so daß es ihm leichter fällt, seine Aufmerksamkeit nach innen zu richten.

Im vorbereitenden Gespräch mit der Gruppe oder dem einzelnen Klienten können die verschiedenen Aspekte des Atementspannungstrainings eingehend durchgesprochen und erklärt werden, wobei sich zusätzlich auch eine Atmosphäre des gegenseitigen Vertrauens bilden sollte. Gleichzeitig erfolgt hierbei immer auch eine gewisse Feinabstimmung der sprachlichen Kommunikationsebene.

7.2 Vorgehen während der Übung

Während der Übung sollte der Übungsleiter darauf achten, ruhig und eher sachlich zu sprechen und vor allem auch eine dramatische oder theatralische Sprechweise zu vermeiden.

Man sollte darauf achten, daß jeder Übungsteilnehmer den Übungsleiter akustisch gut versteht. Durch Beobachtung der Übenden sollte man sich vergewissern, daß das Vorgehen während der Übung von allen Übenden auch verstanden wurde.

Wenn Sie als Anleitender die Übungen selbst mitmachen, können sich die Übungsteilnehmer an ihrem Beispiel orientieren. Während des Übens entsteht auch beim Übungsleiter eine entspannte innerliche Grundverfassung. Die auf diese Weise immer entspanntere Stimme und der von selbst immer ruhiger werdende Sprechrhythmus bilden eine zusätzliche Leitschiene für den Entspannungsprozeß des Übenden.

Während des Entspannungsvorgangs können Sie durch Formulierungen wie: „Lassen Sie sich jetzt ganz locker fallen!" und ähnliches den jetzt auftretenden Entspannungsprozeß unterstützen.

Eine sehr potente Möglichkeit zur Vertiefung der Wahrnehmungsfähigkeit für den eigenen Körper und somit auch des Entspannungsprozesses sind vergleichende Wahrnehmungsübungen. Hierbei wird der Übende dazu aufgefordert, gezielt wahrzunehmen, welche Unterschiede er z.B. nach einer Übung mit dem rechten Arm, zwischen dem rechten und dem linken Arm spürt.

Typische Fragen können in diesem Zusammenhang sein:

„Fühlt sich der rechte Arm wärmer oder kälter an, schwerer oder leichter, länger oder kürzer?"

Zusätzlich ist es möglich, auch andere Sinnesqualitäten anzusprechen:

„Spüren Sie in sich hinein! Hören Sie in sich hinein! Wie unterscheidet sich der rechte vom linken Arm? Haben Sie innere Bilder oder andere visuelle Vorstellungen zu ihrem rechten und zu ihrem linken Arm?"

Welche sonstigen inneren Bilder, Gedanken und Wahrnehmungen anderer Art tauchen auf?

Die internen Wahrnehmungsvergleiche können auch zwischen anderen Körperteilen stattfinden. Man kann je nach Übungsablauf z.B. die rechte Hand mit dem linken Oberarm oder die Stirn mit dem Nacken vergleichen. Nach unseren Erfahrungen sind symmetrische Vergleiche zwischen der rechten und der linken Körperseite in der Regel mit der intensivsten zusätzlichen Verstärkung des eingetretenen Entspannungszustandes verbunden.

7.2.1 Beispiele für eine Anleitung des Gruppenleiters

„Was spüren Sie jetzt im Bereich ihres rechten Arms, welche inneren Bilder nehmen Sie wahr? Wie fühlen Sie sich? Hören Sie in sich hinein. Was nehmen Sie noch wahr? Wie ist der Unterschied zum rechten Bein? Was verändert sich dort, wenn Sie bewußt darauf achten, was Sie wahrnehmen? Was verändert sich sonst noch?"

Es ist auch möglich, zwischen dem inneren Wahrnehmungszustand von vorher und jetzt zu vergleichen.

„Was hat sich verändert seit dem Anfang der Übung? Was nehmen Sie jetzt anders wahr? Wie fühlt es sich an? Welche Gedanken gehen Ihnen durch den Kopf? Welche inneren Bilder? Hören Sie, spüren Sie in sich hinein."

Der Therapeut kann den Rhythmus seiner Anweisungen auf den Atemrhythmus der Übungsteilnehmer abstimmen. Dies ist besonders gut in der Arbeit mit Einzelklienten möglich.

Suggestionen sollten anfangs nicht verwendet werden, sondern erst in späteren Sitzungen und dann bewußt und vorsichtig eingesetzt werden.

„Achten Sie darauf, wie sich ihre Atmung verlangsamt und vertieft hat. Sie atmen jetzt ruhig und regelmäßig. Sie werden immer ruhiger und entspannter."

Suggestionen können, wenn sie richtig eingesetzt werden, den Entspannungsprozeß weiter vertiefen.

7.2.2 Beendigung der Übung, Rücknahme

Am Ende der Übungsphase kann der Übungsleiter z.B. langsam von 10 bis 0 oder von 20 bis 0 rückwärts zählen und dabei den Klienten die Aufgabe geben, bei einer bestimmten Zahl zunächst die Finger und Zehen, später die Hände und Füße, dann die Arme und Beine allmählich zu bewegen, den ganzen Körper zu dehnen und zu strecken, den Nacken und die Gesichtsmuskeln zu dehnen, bei der Zahl 1 schließlich die Augen fest zusammenzukneifen und den ganzen Körper für einen Moment stark anzuspannen und bei der Zahl 0 wieder wach, entspannt und frisch „so als hätten Sie gerade einen erholsamen Tiefschlaf hinter sich" wieder aus der Entspannungsphase zurückzukommen (bzw. „aufzuwachen").

7.3 Hinweise zur Nachbereitung

Fragen Sie die Übenden in Form einer offenen Frage („wie geht es Ihnen jetzt?"; „wie hat es Ihnen gefallen?"; „wie ging es Ihnen während der Übung?") nach dem Übungsverlauf und nach eventuell aufgetretenen Fragen oder Schwierigkeiten. Im Rahmen der zusätzlich jetzt einsetzenden Rückmeldungen in der Gruppe können weitere allgemeine Beobachtungen ausgetauscht sowie allgemeine und spezielle Probleme mit der Übung angesprochen werden.

Durch die verschiedenen Berichte der Gruppenteilnehmer über ihre Erlebnisse und Wahrnehmungen beim Entspannungsprozeß ergibt sich ein breites Spektrum von Erlebnismöglichkeiten und -qualitäten (innere Bilder, Farben, Gedanken, Sätze, akustische Wahrnehmungen, Gefühl der Leichtigkeit, Schwere, Ruhe usw.).

Der einzelne Teilnehmer lernt durch die Berichte anderer teilweise für ihn neue Wahrnehmungsqualitäten kennen, auf die er nun beim nächsten Üben achten und möglicherweise auch bei sich selbst zulassen kann. Erlebnisebenen, die er bisher noch nicht kannte, kann er nun bei sich selbst entdecken und entwickeln.

Der Austausch über neue Erfahrungen im Alltag bis hin zum Erleben, daß man sich dem Streß weniger ausgeliefert fühlt oder, daß vom eigenen Umfeld eventuell erstaunliche persönliche Veränderungen erlebt (bestätigt) werden, ist oft sehr hilfreich für das Umsetzen des Gelernten im eigenen Alltag.

Bei Schwierigkeiten während des Übens können die Teilnehmer durch Hilfestellungen von seiten des Gruppenleiters oder der anderen Gruppenmitglieder für sich selbst und für ihre eigenen Entspannungsprozesse lernen.

Vergewissern Sie sich, daß Ihre Stimme und die Art und Weise, wie Sie die Übungen angeleitet haben, für die Übungsteilnehmer nicht unangenehm oder für den Vorgang der Entspannung störend gewirkt hat. Sollte dies der Fall gewesen sein, können Sie in sachlich akzeptierender Weise versuchen, den störenden Faktor gemeinsam genauer zu definieren, um Ihr Vorgehen in der nächsten Sitzung möglicherweise auf die neue Information hin zu modifizieren.

Die Gruppenteilnehmer bzw. ein einzeln unter Anweisung eines Erfahrenen Übender sollten immer wieder darauf hingewiesen werden, wie wichtig es ist, selbst zu Hause ein- bis zweimal am Tag für 10–15 Minuten zu üben, um die gemachten Erfahrungen später auch in den Alltag einbringen zu können.

7.4 Umgang mit Schwierigkeiten

Problem:
Es treten ungewohnte Empfindungen wie Kribbeln, Wärme- oder Kältegefühl, Schweregefühl oder Leichtigkeit in einzelnen Körperteilen, Gefühl des Schwebens und ähnliche Empfindungen auf; diese erzeugen meist Angst, da sie für den Übenden ungewohnt sind.

Lösungsvorschlag:

Weisen sie die Übungsteilnehmer darauf hin, daß die meisten Menschen beim Erlernen von Entspannungstechniken diese ungewohnten Empfindungen haben und daß das Auftreten dieser Empfindungen ein Hinweis darauf ist, daß das Therapieziel erreicht wurde. Nachdem die Übungsteilnehmer sich an diese neue Erfahrung gewöhnt haben, gelingt es meistens, die Angst vor dieser Befindlichkeitsänderung abzulegen und den letztlich sehr angenehmen Zustand zu genießen.

Wenn sich ein Übungsteilnehmer trotz dieser Erklärungen nicht ohne die eigene Kontrolle beizubehalten auf diese Zustände einlassen möchte, kann man ihm empfehlen, immer mit offenen Augen zu üben. Zunächst sollte in diesem Fall nur für kürzere Zeit geübt werden.

Sollten die ungewohnten Empfindungen auch nach der Übungssitzung weiter bestehen bleiben und dies für den Übungsteilnehmer unangenehm sein, empfiehlt es sich, eine leichte sportliche Tätigkeit im Anschluß an die Übungssitzung, wie z.B. Fahrradfahren, leichten Dauerlauf, Hüpfen auf der Stelle oder Dehnungsübungen, durchzuführen.

Problem:

Entfremdungsgefühle, Angst, die Kontrolle zu verlieren, Angst, verrückt zu werden.

Lösungsvorschlag:

Durchführung der Übung im Sitzen; langsames Vorgehen; Durchführung einzelner Übungsteile mit Pausen dazwischen; möglicherweise Üben in Form von Einzelsitzungen, eventuell mit der Möglichkeit der weiteren psychotherapeutischen Verarbeitung der Situation. Auch hier sollte geklärt werden, daß das Therapieziel, die Grundverfassung der Gelassenheit auch darin besteht, nicht alles kontrollieren zu wollen, sondern die Tätigkeiten des Alltags ganz von innen heraus eher wie von selbst geschehen zu lassen. (Fahrradfahren, Autofahren, Schreiben, Lesen.)

Problem:

Innere Erregung, Unruhe.

Lösungsvorschlag:

Genaueres Spezifizieren des inneren Zustandes und daraufhin entweder mehrfaches Wiederholen einzelner Übungsteile mit Pausen dazwischen oder weniger intensives Vorgehen mit kürzeren Übungsphasen und auch kürzeren Pausen, um einen Verlust der eigenen Kontrolle über das Geschehen zu vermeiden.

Problem:
Abweichung von den Vorgaben des Therapeuten. Ein oder mehrere Übungsteilnehmer folgen den Übungsanweisungen nicht.

Lösungsvorschlag:
Eingehende Besprechung und Spezifizierung des Problems. Möglicherweise können einzelne Teilnehmer dem Tempo des Therapeuten nicht folgen bzw. möchten bei der intensiven Erfahrung mit einem bestimmten Übungsteil verweilen. Man sollte sich auf ein gemeinsames Vorgehen in der Gruppe einigen, da ansonsten der Gruppenentspannungsprozeß gestört werden könnte. Wer für eine gewisse Zeit „aussteigen" möchte, kann dies für sich alleine tun, und sollte dafür sorgen, daß er/sie die Gruppe nicht stört.

Problem:
Geräusche von außen.

Lösungsvorschlag:
Wenn möglich, durch organisatorische Vorkehrung vermeiden. Wenn nicht möglich (z.B. Straßenbahn), in die Übungsanweisung mit einbeziehen, indem man Anweisungen gibt wie „stellen Sie fest, inwieweit Sie jetzt ganz entspannt sein können, auch wenn gleich eine Straßenbahn am Haus vorbeifährt und das Geräusch zunächst lauter wird, ... und dann wieder leiser, ... und sich dann ganz entfernt". Der Übungsteilnehmer mag sich durch diese besondere Achtsamkeit des Therapeuten in Schutz genommen fühlen und ist oftmals zu noch intensiverer Entspannung fähig.

Problem:
Spasmen, Zucken, Kloni und Tics.

Lösungsvorschlag:
Erklärung des Therapeuten, daß Entspannungsvorgänge bis in die Nähe des Einschlafniveaus stattfinden können, und daß diese ungewohnte Situation zu reflexartigen Muskelanspannungen führen kann. Sollte ein einzelner Teilnehmer trotz dieser Erklärung beunruhigt sein, kann man mit ihm in einer Einzelsitzung weniger intensiv üben und erst allmählich und vorsichtig das Entspannungsniveau vertiefen.

Problem:
Rumoren im Bauch, Peristaltik.

Lösungsvorschlag:
Erklärung des Therapeuten, daß es sich hier um ein vegetatives Zeichen des erfolgreichen Entspannungsprozesses handelt. Verdauungsvorgänge können nur im Zustand der Entspannung und Ruhe stattfinden. Sie sind

somit auch als ein Zeichen des Körpers zu werten, daß ein tiefer Entspannungszustand vorliegt. Insbesondere beim Einhalten langer Pausen zwischen den einzelnen aktiven Übungsphasen können intensive Entspannungsniveaus erreicht werden, durch welche Peristaltikvorgänge angestoßen werden.

Problem:
Einschlafen.
Lösungsvorschlag:
Erklären Sie, daß es manchmal möglich ist, daß Übungsteilnehmer einschlafen und daß sich dies oftmals nach einigen Sitzungen wieder ändert.

Sollte es dennoch für den Übenden und auch für den Therapeuten unangenehm sein, kann man kürzere Übungszeiten ansetzen oder vorwiegend aktive Übungen durchführen und grundsätzlich mit offenen bzw. halbgeschlossenen Augen üben. Ebenso ist es günstig, jeweils kürzere Übungseinheiten durchzuführen.

Problem:
Sich aufdrängende Gedanken, Angstphantasien, Erinnerung an reale Probleme.
Lösungsvorschlag:
Der Therapeut gibt mehr und konkretere Anweisungen, z.B. auf welche Körperwahrnehmungsqualitäten der Übende achten soll.
Ebenfalls ist es möglich, eine angenehme Szene phantasieren zu lassen (entspannende Szene im Urlaub, am Strand, auf einer Waldwiese oder ähnliches). Achten Sie hierbei darauf, sämtliche Sinne in die Phantasie mit einzubeziehen („was hören Sie, was sehen Sie, was fühlen Sie in dieser Situation?").

Problem:
Sexuelle Gefühle.
Lösungsvorschlag:
Erklärung von seiten des Therapeuten, daß dieses Problem nicht ungewöhnlich ist. Erklären Sie, daß viele Menschen in entspannter Situation sexuelle Phantasien haben. Möglicherweise sind organisatorische Vorkehrungen wie die Wahl eines größeren räumlichen Abstandes zum Therapeuten oder zum nächsten Teilnehmer in der Gruppe günstig. Möglicherweise ist ein weiteres Besprechen dieses Problems entlastend.

Problem:
Zappeln, Nervosität.
Lösungsvorschlag:
Erklären Sie, daß die Übungsteilnehmer auch bei den Übungen im Liegen nicht absolut bewegungslos sein müssen. Man sollte allmählich so entspannt wie ein Schlafender auf dem Boden liegen, der sich noch ab und zu bewegt. Sollte übermäßige Nervosität auftreten, ist es sinnvoll, über die Übung nochmals zu sprechen. Vielleicht kann die Übungsintensität den Bedürfnissen des Übenden noch besser angepaßt werden.

Problem:
Lachen der Übungsteilnehmer.
Lösungsvorschlag:
Durch Nichtbeachten oder Wiederholen der zuletzt gegebenen Anweisung, möglichst mit weiterhin ruhiger Stimme des Therapeuten, gelingt es einerseits die Störung für andere Übungsteilnehmer gering zu halten und andererseits den unruhigen Teilnehmer zum Entspannungsprozeß zurückzubringen.

Problem:
Spontaner Bericht eines Teilnehmers und mögliche Störung der anderen während der Sitzung.
Lösungsvorschlag:
Da die meisten spontanen Berichte sich auf positive Erlebnisse während der Übung beziehen, ist z.B. folgende Anweisung möglich: „Gut, und nun konzentrieren Sie sich darauf, wie der Atem im Körper aufgenommen wird und wieder sanft aus ihm herausströmt."

Problem:
Klient kann sich nicht auf den Entspannungszustand konzentrieren, wird nervös.
Lösungsvorschlag:
Langsames Einüben in einer Einzelsitzung.
1. Vorsichtige und allmähliche Durchführung eines einzelnen Übungsteiles; bewußtes Wahrnehmen des Unterschieds zum inneren Zustand vor der Übung sowie präzises Beschreiben und Berichten durch den Übenden.
2. Nach mehrfacher Wiederholung eines einzelnen Übungsteils, Übergang zum jeweils nächsten.

3. Bewußtes Achten auf die anschließend spontan auftretende Atmung und auf emotionale Veränderungen und ein möglicherweise jetzt mehr und mehr auftretendes inneres Gefühl von Entspannung; den Übenden berichten lassen.

Problem:
Einzelne Übungsteilnehmer können sich im Liegen nicht entspannen, fühlen sich ausgeliefert und ungeschützt.
Lösungsvorschlag:
Durchführung der Übung im Sitzen, bewußtes Auswählen der Übungsstellung und auch der Position innerhalb des Raumes durch den Übungsteilnehmer.

Problem:
Der Übungsteilnehmer ist nicht in der Lage, die Übung auszuführen, obwohl der Übungsleiter sie ihm am eigenen Beispiel zeigt.
Lösungsvorschlag:
Falls der Übungsteilnehmer die körperliche Berührung des Übungsleiters zulassen kann, können Sie z.B. seinen Arm führen, sanft die Kopfhaltung korrigieren, vorsichtig die Schultern nach hinten und unten ziehen usw.

Stellt sich heraus, daß eine Berührung nicht günstig ist, sollte man die Übung demonstrieren und sie selbst möglichst langsam ausführen und auch einzelne Übungsabschnitte immer wieder unterbrechen und von vorne beginnen, bis der Übungsablauf vom Übenden gut beherrscht wird.

Problem:
Verspannungen, Krämpfe und dadurch ausgelöstes innerliches Angespanntsein.
Lösungsvorschlag:
Diejenigen, bei denen durch eine bestimmte Übung Verspannungen, Krämpfe oder innerliches Angespanntsein entstanden sind, sollten gleich dazu aufgefordert werden, Dehn- und Streckbewegungen auszuführen oder sich durch leichtes Schütteln wieder zu entspannen bzw. die Verspannungen zu lösen. Lassen Sie den Teilnehmern dafür etwas Zeit, bevor Sie im Übungsprogramm weiter fortschreiten.

Problem:
Spontan auftretende Erregung, Wut.

Lösungsvorschlag:
Bei der Durchführung von Atementspannungsübungen kann es in sehr seltenen Fällen auch einmal zu Erregungszuständen und Wahrnehmung von Wutgefühlen kommen. Erklären Sie dies den Übungsteilnehmern. Durch Aufstampfen mit dem Fuß (dies ist auch im Liegen möglich) oder durch Bewegungen wie beim Kicken eines Fußballes beim Elfmeter läßt sich der Erregungszustand möglicherweise recht schnell und effektiv abbauen.

Eine weitere Möglichkeit sind nach unten gerichtete Faustschlagbewegungen wie beim Auf-den-Tisch-schlagen. Solche Bewegungen können auch nach unten gegen eine Unterlage oder auf ein auf dem Boden liegendes Kissen ausgeführt werden. Möglicherweise sind Faustschlagbewegungen nach vorne oder zur Seite gegen ein Polster oder eine dicke, mehrfach gefaltete Decke, die ein Helfer gegen die Wand hält, besser. Dieses extrem selten auftretende Problem wurde mir von einem Kollegen berichtet, der Atementspannungsübungen in einer bioenergetischen Körperpsychotherapiegruppe einsetzte. Üblicherweise ist bei der Durchführung von Atementspannungsübungen mit dem Auftreten von Emotionen, die einer besonderen Intervention bedürfen, nicht zu rechnen.

Problem:
Gefühl, nicht mehr richtig (spontan) atmen zu können.
Lösungsvorschlag:
Sportliche Aktivität, Progressive Muskelentspannungsübungen, aktive kathartische (oder bioenergetische) Übungen, anschließend Nachspürphase im Liegen; eventuell ist eine Übungspause von mehreren Tagen sinnvoll.

8 Vorinformation für den Übenden

8.1 Merkblatt (s. Anhang)

8.2 Atemtechnik

Beachten Sie bitte (in der Regel) bei allen Atemübungen die folgende Atemtechnik:
Atmen Sie durch die Nase ein. Lassen Sie das Einatmen ohne Unterbrechung, stufenlos, in das Ausatmen übergehen. Atmen Sie durch den locker geöffneten Mund aus und lassen Sie die Atemluft ganz aus sich heraussin-

ken. Achten Sie darauf, wie Sie mit dem Ausatmen zugleich immer lockerer und entspannter werden. Vielleicht strömt noch ein wenig Atemluft aus Ihnen heraus. Lassen Sie am Ende des Ausatmens eine kleine Pause entstehen, und warten Sie ab, ob und wann der Einatemimpuls von selbst entsteht. Atmen Sie wieder durch die Nase ein.

Nach einiger Zeit des Übens tritt in der Regel ein intensiver Entspannungsprozeß ein. Dann ist es meist angenehmer, durch die Nase wieder auszuatmen. Dieser Übergang erfolgt oft von selbst.

Zu manchen Übungen gehört eine andere Atemtechnik, dies betrifft insbesondere die Atemübungen mit Betonung der körperlichen Aktivität. Ist eine besondere Atemtechnik erforderlich, so wird diese zusammen mit der Übungsanleitung beschrieben.

9 Übungsanleitungen

9.1 Vorübung

Legen Sie sich ausgestreckt auf eine gefaltete Decke oder eine andere bequeme Unterlage. Strecken Sie sich etwas durch und legen Sie anschließend die Arme ausgestreckt neben den Körper.

Lassen Sie die Augenlider locker sinken, so daß die Augen halb oder vollständig geschlossen sind. Lassen Sie den Unterkiefer locker. Der Mund ist locker geschlossen oder, wenn Sie möchten, auch etwas geöffnet. Die Zunge liegt locker in der Mundhöhle.

Lassen Sie die Schultern zu Boden sinken. Die Schultern, Ellbogen, Handgelenke und Finger liegen locker auf der Unterlage. Die Füße und Knie sinken jetzt vielleicht etwas zur Seite.

Lassen Sie sich mit dem Ausatmen locker auf die Unterlage sinken. Lassen Sie die Ausatemluft tief aus sich heraussinken. Lassen Sie nach dem Ausatmen eine kleine Pause entstehen und erwarten Sie den Einatemimpuls Ihres Körpers.

Denken Sie jetzt bewußt an einen schönen Moment, den Sie erlebt haben oder den Sie sich wünschen.

Welche inneren Bilder tauchen von diesem schönen Moment innerlich auf? Welche Geräusche sind dort zu hören? Wie fühlt sich die Luft auf Ihrer Haut an? Wie fühlt sich die Unterlage an? Welche Gedanken gehen Ihnen durch den Kopf? Wie hat sich Ihre Atmung jetzt spontan verändert? Wie geht es Ihnen dabei? Verweilen Sie einige Minuten in dieser angenehmen Erfahrung. Kommen Sie dann wieder zurück, indem Sie sich dehnen, räkeln und strecken und Gähnen zulassen, wenn es von selbst entsteht. Kneifen Sie die Augen zusammen und blinzeln Sie mit den Augenlidern. Dehnen Sie Nacken und Schultern und strecken Sie sich erneut. Was brauchen Sie noch, um ganz aus dieser Übung wieder in das Hier und Jetzt zurückzukommen?

9.2 Atementspannungsübungen im Stehen

9.2.1 Vorübung zu den Atemübungen im Stehen

Suchen Sie einen für Sie angenehmen Platz im Raum auf und achten Sie darauf, daß Sie, wenn noch andere Personen im Raum sind, einen für Sie angenehmen Abstand zu den anderen haben. Schließen Sie die Augen. Dehnen und räkeln Sie Ihren Körper etwas durch. Spüren Sie nach und stellen Sie fest, ob noch eine weitere Dehnung oder eine Streckbewegung in bestimmten Körperregionen angenehm wäre und führen Sie dann diese Bewegung durch.

Stehen Sie etwa schulterbreit. Stehen Sie aufrecht und gleichzeitig entspannt. Halten Sie die Knie ganz leicht gebeugt.

Schließen Sie, wenn Sie es nicht schon getan haben, für einen Moment die Augen. Nehmen Sie wahr, ob innere Bilder auftauchen. Was erleben Sie? Welche Gedanken gehen Ihnen durch den Kopf? Wie fühlen Sie sich?

Dehnen, räkeln und strecken Sie sich erneut und strecken Sie auch die Beine. Schütteln Sie vielleicht auch einzelne Körperteile ein wenig durch.

Kommen Sie dann wieder in die Ausgangsstellung zurück.

Neigen Sie sich mit Ihrem gesamten Körper etwas nach vorne, so daß das Körpergewicht mehr und mehr auf den Zehen lastet. Neigen Sie sich anschließend auch nach hinten.

Neigen Sie ihren Körper etwas nach rechts, so daß Sie vorwiegend auf dem rechten Bein stehen, schließlich noch weiter nach rechts, bis das ganze Körpergewicht auf der rechten Fußsohle lastet. Nehmen Sie die Spannung der Fuß– und Unterschenkelmuskulatur deutlich wahr. Versuchen Sie gleichzeitig, viele andere Muskelgruppen Ihres Körpers locker zu lassen.

Nun neigen Sie sich wieder zurück zur Mittellage und vergleichen für einige Atemzüge lang die beiden Körperhälften.

Wie ist die Muskelspannung? Wie nehmen Sie Ihre rechte Körperhälfte wahr? Wie Ihre linke? Stellen Sie mit geschlossenen Augen fest, ob innere Bilder auftauchen. Wie fühlen Sie sich? Wie atmen Sie?

Gibt es Körperregionen, denen jetzt eine Dehnung, ein Strecken oder eine bestimmte Bewegung gut tun würde? Dehnen, strecken und bewegen Sie sich, wenn Sie möchten. Vergleichen Sie nochmals bewußt Ihre rechte Körperhälfte mit Ihrer linken.

Seien Sie auch offen für besondere, unerwartete Wahrnehmungen. Vielleicht fühlt sich die rechte Körperseite länger oder voluminöser an als die linke, oder wärmer. Vielleicht spüren Sie eine bessere Durchblutung in Form von Kribbeln oder Ähnlichem, vielleicht erleben Sie Füße und Unterschenkel wie von Licht durchflutet oder von einer leuchtenden Hülle, oder auch von einem wärmenden Wattestrumpf umgeben.

Neigen Sie nun Ihren Körper nach links und führen Sie die gleiche Übung aus, indem Sie Ihr Gewicht jetzt ganz nach links verlagern.

Spüren Sie anschließend ein wenig nach. Schließen Sie die Augen. Was nehmen Sie noch wahr?

Gehen Sie nun ganz leicht in O-Beinstellung und stehen Sie vorwiegend auf Ihren Fußkanten. Gehen Sie danach in X-Beinstellung und stehen vorwiegend auf den Innenkanten der Fußsohle.

Verlagern Sie Ihr Gewicht nach vorne, so daß Zehen- und Fußballen das ganze Körpergewicht tragen. Wie atmen Sie jetzt?

Verlagern Sie nun das Körpergewicht ganz nach hinten auf die Hacken. Gelingt es Ihnen, gleichzeitig die Beckenmuskulatur locker zu lassen? Wie ändert sich Ihre Atmung?

Spüren Sie vielleicht mit immer noch geschlossenen Augen nach und nehmen Sie wahr, welche weiteren Veränderungen in Ihnen vorgegangen sind.

Stehen Sie nun wieder schulterbreit mit ganz angedeutet gebeugten Knien. Schieben Sie das Becken ganz sanft nach vorne. Rotieren Sie nun mit Ihrem Rumpf nach rechts, nach links, auch leicht nach vorne. Führen Sie leicht kreisende Bewegungen im Uhrzeigersinn und gegen den Uhrzeigersinn durch. Richten Sie durch diese Bewegung Ihren Rücken, Wirbel für Wirbel gerade auf. Insgesamt sollte der Rücken gerade und locker entspannt sein. Stehen Sie gerade und so, daß Sie keine Muskelaktivität brauchen, um gerade zu bleiben. Die Wirbelsäule ist gerade aufgerichtet und gleichzeitig ganz locker. Balancieren Sie zum Schluß den Kopf wie einen Ball auf einer Stange. Neigen Sie den Kopf zunächst ein wenig nach rechts, dann nach links. Führen Sie eine kreisende Bewegung zunächst im Uhrzeigersinn und dann gegen den Uhrzeigersinn aus, bis Sie schließlich eine Stellung gefunden haben, in der der Kopf von selbst, ohne gehalten werden zu müssen, gerade auf der Wirbelsäule im Gleichgewicht ruht.

Spüren Sie nach und stellen Sie fest, was sich verändert hat. Welche inneren Bilder tauchen auf, wenn Sie Ihre Augen geschlossen haben? Welche Gedanken gehen Ihnen durch den Kopf? Welche anderen Wahrnehmungen fallen Ihnen noch auf?

Wie hat sich Ihre Atmung verändert? Wie fühlen Sie sich?

9.2.2 Im Stehen mit der Ausatmung nach vorne sinken

Stehen Sie schulterbreit. Beugen Sie die Knie leicht an. Versuchen Sie, ganz locker und gleichzeitig gerade aufgerichtet zu stehen.

Lassen Sie allmählich Atemzug für Atemzug jeweils mit dem Ausatmen den Kopf ein wenig mehr nach vorne sinken. Lassen Sie das Gewicht Ihres Kopfes locker nach vorne hängen und geben Sie nun auch im Bereich der Brustwirbelsäule, Wirbel für Wirbel, Ausatemzug für Ausatemzug nach und lassen Sie den Kopf mit seinem ganzen Gewicht nach vorne sinken.

Wenn Sie Probleme im Bereich der Lendenwirbelsäule haben, gehen Sie nun unmittelbar wieder in die Bewegung des Aufrichtens über. Führen Sie ansonsten die sanfte Absenkbewegung des Oberkörpers weiter, bis die Hände den Boden berühren. Bringen Sie anschließend zugleich mit dem Einatmen den Oberkörper wieder nach oben, bis schließlich der Kopf gerade aufgerichtet und locker auf der Wirbelsäule balanciert. Gehen Sie, wenn Sie irgendwelche Schmerzen oder Druck im Bereich des Rückens verspüren, etwas mehr in die Knie und richten Sie sich ganz vorsichtig wieder auf.

Wiederholen Sie die Übung noch einmal. Achten Sie darauf, in den Knien locker gebeugt zu stehen und achten Sie ganz besonders darauf, daß das ganze Körpergewicht auf der gesamten Fußsohle von den Hacken bis hin zu den Zehenballen und den Zehen gleichmäßig verteilt ist. Gehen Sie eher noch etwas mehr in die Knie, um besser ausbalancieren zu können. Versuchen Sie, Kopf, Rumpf und Arme möglichst locker hängen zu lassen. Achten Sie darauf, den Rücken nicht zu belasten und auch keine Schmerzen auszulösen oder Druck auf die Wirbelsäule auszuüben, während Sie die Übung durchführen. Setzen Sie die Bewegung des Nach-vorne-Sinkens soweit fort, wie es für Sie angenehm ist. Verweilen Sie einige Atemzüge lang in dieser Stellung und richten Sie sich dann Wirbel für Wirbel gleichzeitig mit den Einatemzügen wieder auf. Wenn Sie sich wieder vollständig aufgerichtet haben, achten Sie darauf, die Wirbelsäule gerade aufzurichten und gleichzeitig locker zu halten. Balancieren Sie den Kopf auf der Wirbelsäule wie einen Ball auf einer Stange. Lassen Sie die Knie weiterhin leicht gebeugt. Lassen Sie den Atem möglichst frei fließen. Verharren Sie noch für einige Augenblicke in dieser Stellung. Recken und dehnen Sie sich. Gähnen und zwinkern Sie ein wenig mit den Augenlidern und beenden Sie die Übung.

Spüren Sie noch etwas nach und stellen Sie fest, ob Sie jetzt frei und locker atmen. Wie fühlen Sie sich?

9.2.3 Atemübung mit Bauchdehnung

Stehen Sie aufrecht mit gerader Wirbelsäule und gleichzeitig locker. Halten Sie die Knie etwas gebeugt. Balancieren Sie den Kopf locker auf der Wirbelsäule wie einen Ball auf einer Stange. Atmen Sie tief aus. Lassen Sie gleichzeitig Ihre Muskeln möglichst locker werden. Gehen Sie leicht in die Knie und stellen Sie sich vielleicht vor, daß Sie mit Ihrem Gewicht den Boden etwas eindrücken. Lassen Sie sich gleichzeitig aufrecht stehend immer schwerer auf dem Boden nieder. Geben Sie ihr Gewicht an den Boden ab. Wenn Sie möchten, stellen Sie sich vor, daß Sie Wurzeln in den Boden schicken und dadurch immer stabiler stehen. Lassen Sie den Atem frei fließen und verbleiben Sie in dieser Haltung einige Atemzüge lang. Heben Sie anschließend die Arme über den Kopf und fassen Sie mit der linken Hand den rechten Zeige– und Mittelfinger. Strecken Sie die Arme ganz locker und lassen Sie durch das Gewicht der Arme den Oberkörper ganz leicht nach hinten sinken. Gehen Sie dabei noch etwas mehr in die Knie. Möglicherweise entsteht ein leichtes Muskelzittern im Bereich der Oberschenkel und vielleicht auch der Bauchmuskeln. Lassen Sie, während Sie so stehen, möglichst viele Muskelgruppen locker. Verbleiben Sie einige Atemzüge lang (maximal 1–2 Minuten) in dieser Stellung und lassen Sie sich dann wieder nach vorne sinken bis Arme, Rumpf und Kopf wie in der Übung zuvor nach unten hängen. Lassen Sie den Atem locker in sich ein- und wieder ausströmen. Verbleiben Sie 1–2 Minuten in dieser Stellung und richten Sie sich anschließend wieder auf. Spüren Sie noch etwas nach. Wie atmen Sie jetzt? Strecken Sie sich anschließend. Dehnen und räkeln Sie sich. Gähnen Sie, wenn der Impuls dazu von selbst kommt. Kneifen Sie die Augen zusammen und blinzeln Sie noch etwas nach. Beenden Sie die Übung, indem Sie für einige Augenblicke gerade und locker aufgerichtet stehen und nachspüren. Sie können im Anschluß an diese Übung noch etwas auf dem Boden liegend nachspüren. Schließen Sie die Augen. Achten Sie darauf, welche inneren Bilder auftauchen. Welche Gedanken gehen Ihnen durch den Kopf? Wie fühlen Sie sich?

9.2.4 Beim Atmen Wurzeln in den Boden schicken

Stehen Sie entspannt und gleichzeitig gerade mit leicht gebeugten Knien und lassen Sie den Atem frei fließen. Stellen Sie sich nun vor, Sie seien mit Wurzeln im Boden fest verwachsen. Sie können sich auch zusätzlich vorstellen, mit dem Ausatmen einige Zentimeter tief in den Boden einzusinken. Wie tief reichen Ihre Wurzeln in den Boden? Wie tief haben Sie sich in den Boden hineinsinken lassen? Haben Sie mit Ihrem Körpergewicht den Boden ein wenig nach unten gedrückt, so daß eine Delle entstanden ist? Wie stabil stehen Sie jetzt auf dem Boden?

(Sie können sich jetzt z.B. auch durch eine Hilfsperson im Bereich des Brustbeins einen sanften Stoß versetzen lassen, um so eine genaue Erfahrung Ihrer Standfestigkeit zu machen. Es ist möglich, diese Partnerübung z.B. auch vor Beginn dieser Atemübung durchzuführen, während Sie so stehen, wie Sie gewöhnlich stehen. Versuchen Sie diese Partnerübung auch einmal, während Sie mit durchgedrückten Knien und hochgezogenen Schultern und gleichzeitig vollständiger Einatmung stehen.)

Lassen Sie sich jeweils beim Ausatmen immer lockerer auf den Boden heruntersinken. Bleiben Sie gleichzeitig in gerader Körperhaltung stehen. Vielleicht werden sich die Wurzeln, die Sie in Ihrer Vorstellung in den Boden wachsen ließen, beim Ausatmen weiter verlängern und verzweigen. Vielleicht wird es Ihnen so vorkommen, als würden Sie tiefer in den Boden einsinken und sich gleichzeitig Ihre Standfestigkeit weiter verstärken.

Verweilen Sie bei dieser Übung für einige weitere Minuten und beenden Sie sie dann mit Strecken, Gähnen, Dehnen, Zukneifen der Augen und Augenblinzeln. Spüren Sie anschließend noch einmal nach. Nehmen Sie wahr, welche Bilder mit geschlossenen Augen auftauchen. Was geht Ihnen jetzt durch den Kopf? Wie fühlen Sie sich? Wie atmen Sie jetzt?

9.2.5 Ki–Bewegungsübung (im Stehen)

Stellen Sie die Füße etwa schulterbreit auseinander und gehen Sie ganz leicht in die Knie.

Stehen Sie mit gerade aufgerichteter Wirbelsäule und gleichzeitig lockeren Rückenmuskeln. Balancieren Sie den Kopf auf der Wirbelsäule wie einen Ball auf einer Stange. Verändern Sie Ihre Körperhaltung, bis Ihr Rücken Wirbel für Wirbel gerade aufgerichtet steht. Die Rückenmuskeln sollen gleichzeitig locker und entspannt sein.

Lassen Sie den Atem frei und locker fließen. Lassen Sie im Stehen die Ausatemluft sanft aus sich herausfließen. Lassen Sie die Ausatembewegung immer länger und tiefer werden. Lassen Sie nach dem Ausatmen eine kleine Pause entstehen und warten Sie dann ab, ob der Einatemzug von selbst entsteht.

Stellen Sie jetzt den rechten Fuß eine Fußlänge weiter nach vorne und den linken Fuß etwa eine Fußlänge nach hinten. Suchen Sie sich einen stabilen Stand, wobei das Gewicht auf der gesamten Fläche der beiden Füße gleichmäßig verteilt sein soll. Stehen Sie fest und stabil auf dem Boden. Federn Sie etwas in den Knien, um diesen Stand zu überprüfen. Drehen Sie ihr Becken leicht nach vorn, so daß in der Lendenwirbelsäule eine ganz leichte Hohlkreuzstellung entsteht, so wie es sich angenehm anfühlt. Richten Sie ihre Wirbelsäule nochmals ganz bewußt gerade auf. Sie soll von selbst gerade aufgerichtet bleiben oder nur mit wenig Muskelanstrengung aufrecht und gerade gehalten werden.

Überprüfen Sie nochmals die Stellung der Wirbelsäule und des Kopfes durch leichtes Seitwärtsneigen des Oberkörpers in verschiedene Richtungen. Neigen Sie anschließend den Oberkörper leicht nach vorne und nach hinten. Führen Sie schließlich ganz leichte kreisende Bewegungen durch. Lassen Sie diese Bewegungen immer feiner werden, bis die Wirbelsäule und der Kopf fast anstrengungslos aufrecht stehen. Gelingt es Ihnen zum Ende der Ausatmung in dieser Stellung den Körper noch weiter locker zu lassen? Atmen Sie noch tiefer aus und stellen Sie fest, ob nach einer Atempause die Einatembewegung von selbst entsteht.

Suchen Sie sich mehrere Meter von Ihnen entfernt einen Punkt an der Wand, auf den Sie jetzt zulaufen werden. Beachten Sie beim Laufen, daß sich dieser Punkt in Ihrem Gesichtsfeld möglichst wenig auf und ab oder zur Seite bewegen soll während Sie gehen. Lassen Sie dazu die Knie gebeugt und den Körper gerade aufgerichtet und stellen Sie sich beim Gehen vor, Sie würden von einem Seil, das etwa eine Handbreit unterhalb Ihres Nabels um den Körper gelegt ist, vorwärts gezogen.

Experimentieren Sie, während Sie gehen, mit verschiedenen inneren Haltungen. Stellen Sie sich z.B. vor, Sie könnten sich mit Ihrem Willen so gut kontrollieren, daß Sie die Aufgabe perfekt bewältigen.

Stellen Sie sich anschließend vor, Sie würden der Ausführung dieser Übung lediglich absichtslos beiwohnen und unbeteiligt zusehen, ohne es besonders perfekt machen zu wollen. Wiederholen Sie die Übung in der Haltung der inneren Absichtslosigkeit mehrmals.

Welche Unterschiede stellen Sie fest? In welcher Haltung gelingt es „besser" die Übung auszuführen? Stehen Sie nun locker und gerade aufgerichtet ganz ruhig da. Spüren Sie nach. Wie atmen Sie jetzt? Locker und frei? Lassen Sie die Ausatembewegung erneut bewußt ganz lang werden. Lassen Sie Ihr Körpergewicht bewußt von der Unterlage tragen. Geben Sie das Gewicht an den Boden ab. Lassen Sie nach dem Ausatmen eine Pause entstehen. Erfolgt die Einatembewegung anschließend von selbst?

Spüren Sie anschließend noch ein wenig nach. Schließen Sie die Augen und lassen Sie möglicherweise angenehme innere Bilder auftauchen. Vielleicht müssen Sie auch spontan an einen schönen Urlaubsort oder ein angenehmes Ferienerlebnis denken. Wie fühlen Sie sich? Hören Sie ein wenig in sich hinein. Lassen Sie angenehme Musik oder Naturklänge in Ihrer Erinnerung auftauchen.

Kommen Sie anschließend aus der Übung zurück, indem Sie sich dehnen, strecken und räkeln .

9.2.6 Lockere Zwerchfellatmung, Schütteln des Beckens

Stehen Sie mit aufrechter Wirbelsäule, entspannt, mit leicht gebeugten Knien fest auf dem Boden. Lassen Sie den Atem frei fließen. Geben Sie das Körpergewicht an den Boden ab. Ihr Körpergewicht ruht mit den Fußsohlen auf dem Boden. Achten Sie mit jedem Ausatemzug darauf, Ihre Muskulatur locker zu lassen und gleichzeitig gerade und aufrecht zu stehen. Vielleicht wird der Ausatemzug von Mal zu Mal länger.

Stehen Sie nun etwas breitbeinig, gehen Sie noch mehr in die Knie und verschieben nun, bei gleichzeitig aufrechtem Oberkörper, das Becken langsam nach links und nach rechts. Verstärken Sie die Geschwindigkeit und Intensität dieser Bewegung beispielsweise so wie beim Limbo– oder Twisttanz. Lassen Sie auch Beckenbewegungen nach vorne und hinten zu, wenn sie von selbst entstehen. Lassen Sie den Mund geöffnet. Beobachten und erspüren Sie nun, wie beim lockeren Ausatmen das Zwerchfell durch diese Bewegung im Rhythmus Ihrer Schüttelbewegung nach oben und unten geschoben wird. Gelingt es Ihnen, gleichzeitig die Bauchmuskulatur locker zu lassen? Lassen Sie den Mund weiter leicht geöffnet. Die Kaumuskulatur sollte möglichst locker sein.

Atmen Sie aus und lassen Sie die Muskelspannung im Bereich des Brustkorbes jetzt noch einmal gezielt locker werden.

Spüren Sie nun die Bewegungen der Atemluft, welche lediglich durch die Schüttelbewegung des Beckens ausgelöst werden.

Führen Sie jetzt noch einige schnelle, vielleicht schleudernde Beckenbewegungen in dieser Weise aus und stehen Sie anschließend erneut locker und gleichzeitig gerade.

Diese Übung ist für Anfänger oftmals recht schwierig, deshalb sollen zuvor andere Übungen ausgeführt werden.

Führen Sie die lockeren Beckenbewegungen nochmals ca. 20 Sekunden lang aus. Vielleicht möchten Sie die Übung noch ein drittes Mal ausführen.

Wenn Sie die Beckenbewegungen mehrfach durchgeführt haben, beenden Sie die Übung in gewohnter Weise mit Strecken, Gähnen, Zusammenkneifen der Augen und Blinzeln. Dehnen und strecken Sie sich noch ein wenig. Sie können jetzt im Stehen oder Liegen nachempfinden, was diese Übung bei Ihnen bewirkt hat. Schließen Sie die Augen. Welche inneren Bilder nehmen Sie wahr? Wie fühlen Sie sich? Welche Gedanken gehen Ihnen durch den Kopf? Wie atmen Sie jetzt?

Bei dieser Übung ist auch ganz besonders eine intensive Erfahrung des eigenen Atemmusters möglich.

9.2.7 Atemgang: von links einatmen nach rechts ausatmen

Stehen Sie etwa schulterbreit. Die Knie sind angedeutet gebeugt. Stehen Sie so, daß das Körpergewicht auf den Fußsohlen gleichmäßig verteilt ist. Spüren Sie den Boden ganz bewußt. Atmen Sie tief ein und verlagern Sie beim Ausatmen das Gewicht auf das rechte Bein. Beugen Sie dabei zusätzlich den Oberkörper leicht nach rechts. Bewegen Sie die Arme nach rechts und stellen Sie sich vor, Sie würden den Atem durch Arme und Hände nach rechts zur Seite und nach unten in den Boden fließen lassen.

Verlagern Sie in der Atempause zwischen Aus- und Einatmen das Körpergewicht nach links, und neigen Sie den Oberkörper nach links. Die Arme bewegen sich nach links, so als würden Sie von links seitlich die Einatemluft mit den Händen und Armen und der ganzen linken Körperhälfte einatmen und dann allmählich den ganzen Körper mit Luft füllen.

Stellen Sie sich vor, Sie würden zur rechten Körperhälfte hin ausatmen und die Atemluft aus dem Körper herausströmen lassen.

Stellen Sie sich dann wieder vor, Sie würden von der linken Körperhälfte her einatmen und so die Atembewegung mit dem ganzen Körper durchführen.

Möglicherweise entsteht von selbst die Vorstellung, daß Sie zur rechten Fußsohle, zum rechten Bein, zur rechten Flanke, zur rechten Brustkorbseite, zur rechten Schulter usw. hinatmen und durch diese Körperbereiche Atemluft nach außen schicken. Vielleicht können Sie sich ebenso vorstellen, daß die Einatemluft vom linken Fuß, vom linken Bein, der linken Flanke, der linken Brustkorbseite, der linken Schulter her in den Körper hineinfließt und aufgenommen wird. Atmen Sie von Ihrer linken Körperseite her ein.

Stehen Sie anschließend locker entspannt und gleichzeitig gerade und spüren Sie nach, nehmen Sie innere Bilder wahr, hören Sie ein wenig in sich hinein.

9.2.8 Atemübung im Stehen, „Platz schaffen"

Stehen Sie etwa schulterbreit, mit leicht angebeugten Knien, locker und gerade aufgerichtet.

Stellen Sie sich vor, Sie hätten eine Wand oder ein anderes einengendes Hindernis vor sich und zu beiden Seiten seitlich von Ihnen.

Stellen Sie sich vor, daß es sich um ein ganz leichtes Hindernis z.B. einen Styroporblock handelt. Atmen Sie ein und ziehen Sie die Schultern nach oben. Beugen Sie die Ellbogen und bringen Sie die Hände etwa in die Schultergegend mit den Handflächen nach vorne. Drücken Sie nun beim Ausatmen die Wand oder das Hindernis nach vorne weg. Führen Sie diese Bewegung mehrfach aus. Stellen Sie sich nun vor, daß Sie auch die Hindernisse seitlich von Ihnen während der Ausatmung wegdrücken, indem Sie beide Arme gleichzeitig nach seitlich außen wegschieben. Stellen Sie sich nun vor, auch oberhalb von Ihnen wäre ein Hindernis, das Sie jetzt nach oben von sich wegschieben.

Nachdem Sie diese Bewegungen mehrmals ausgeführt haben, stehen Sie mit geschlossenen Augen da. Spüren Sie ein wenig nach. Hören Sie in sich hinein und lassen Sie vielleicht auch innere Bilder auftauchen.

Möchten Sie eine dieser Bewegungen oder eine ähnliche Bewegung, beispielsweise nach seitlich oder nach vorne, nochmals und vielleicht auch schneller und mit mehr Kraft ausführen? Wenn Sie möchten, führen Sie diese Bewegung aus. Spüren Sie anschließend noch ein wenig nach.

Wie atmen Sie jetzt? Wie fühlt sich Ihr Körper an? Was erleben Sie jetzt innerlich? Welche Gedanken gehen Ihnen durch den Kopf?

9.2.9 Atemübung im Stehen mit gestreckten Armen

Stehen Sie etwa schulterbreit. Beugen Sie die Knie leicht an und stehen Sie gerade aufgerichtet und gleichzeitig locker. Strecken Sie die Arme nach vorne. Spreizen Sie die Finger und wenden Sie die Handflächen nach vorne, so als wollten Sie etwas von sich wegschieben. Stellen Sie sich vor, daß Sie beim Ausatmen die Luft zwischen den Fingern ganz weit von sich weg bis zum Horizont ausatmen. Blicken Sie gleichzeitig in die Ferne. Wenn Sie kein Fenster in der Nähe haben, durch das Sie schauen können, suchen Sie sich einen bestimmten Punkt an der Wand, auf den Sie beim Ausatmen blicken.

Sehen Sie beim Einatmen die Hände und Finger an. Stellen Sie sich vor, Sie würden die Einatemluft an den Fingern vorbeistreichen lassen. Atmen sie mit geöffnetem Mund.

Nachdem Sie einige Atemzüge lang in dieser Weise geübt haben, nehmen Sie die Hände wieder nach unten. Schließen Sie für einen Moment die Augen und spüren Sie nach. Nehmen Sie innere Bilder wahr. Wie atmen Sie jetzt? Wie fühlen Sie sich?

9.2.10 Atemklopfmassage, beide Arme

Stehen Sie mit aufrechter Wirbelsäule entspannt, mit leicht gebeugten Knien, fest auf dem Boden. Lassen Sie den Atem frei fließen und geben Sie das Körpergewicht, gleichmäßig auf die Fußsohlen verteilt, an den Boden ab. Lassen Sie mit jedem Ausatemzug die Muskelspannung lockerer werden. Atmen Sie gleichzeitig weiter aus.

Halten Sie den linken Arm in Schulterhöhe gestreckt nach vorne außen. Beklopfen Sie mit den Fingern ihrer rechten Hand während des Ausatmens zuerst die Muskeln der Armoberseite von der Schulter her beginnend nach vorne hin zur Hand. Sie können mit den Fingerkuppen, den Fingerflächen und der Handfläche oder mit der zur leichten Faust geschlossenen Hand klopfen. Probieren Sie aus, was am angenehmsten ist.

Achten Sie darauf, nur die Muskeln (nicht die Gelenke) zu beklopfen und dadurch leicht zu lockern. Bestimmen Sie selbst die Stärke des zunächst leichten Klopfens und auch die Frequenz. Klopfen Sie in gleicher Weise beim Einatmen auf die Muskeln der Armunterseite, von der Handfläche beginnend bis hin zur Schulter. Wenn Sie lange genug ausatmen, können Sie zusätzlich noch die Außenseite des Brustkorbes beklopfen und dabei mit jedem Schlag weiter nach unten gehen.

Führen Sie die Übung viermal mit dem linken und anschließend viermal mit dem rechten Arm durch.
Spüren Sie anschließend nach. Wie fühlt sich Ihr Körper an? Wie atmen Sie? Was nehmen Sie sonst noch wahr?

9.2.11 Atemklopfmassage, Gesäßgegend und Oberschenkel, Kopf und Rücken

Stehen Sie etwa schulterbreit, leicht in den Knien gebeugt. Stehen Sie aufrecht und locker gerade.

Übung 1
Beginnen Sie unmittelbar seitlich der Wirbelsäule mit ganz leicht zu Fäusten geschlossenen Händen die Gesäßmuskulatur durch leichtes Beklopfen zu lockern. Gehen Sie, während Sie ausatmen, unmittelbar unterhalb des Beckenkammes von innen allmählich nach außen.
Führen Sie Ihre locker klopfenden Fäuste beim Einatmen wieder nach innen in Richtung Wirbelsäule. Bestimmen Sie selbst den Rhythmus und die Intensität des Klopfens. Wie ist es am angenehmsten?

Führen Sie diese Übung noch mehrfach aus und lockern Sie dann auch die unteren Bereiche der Gesäßmuskulatur. Führen Sie eine leichte, lockere Klopfmassage in allen Bereichen Ihres Gesäßes durch; Sie können dies auch unabhängig von der Atembewegung tun.

Übung 2
Beginnen Sie von der Gesäßaußenseite her mit sanftem Beklopfen der Muskulatur der Oberschenkelaußenseite. Halten sie die Hände locker zu Fäusten geschlossen und wandern Sie während des Ausatmens die Oberschenkelaußenseite nach unten. Während des Einatmens gehen Sie wieder sanft die Oberschenkelinnenseite beklopfend nach oben. Variieren Sie die Intensität und Häufigkeit der massierenden Klopfbewegungen so wie es für Sie angenehm ist.

Übung 3

Kneifen Sie die Augen fest zusammen. Blinzeln Sie anschließend mit den Augenlidern. Massieren Sie mit den Fingerkuppen sanft trommelnd (wie Regentropfen) die Schädeldecke.

Atmen Sie während dieser Klopfmassage der Schädeldecke im eigenen Rhythmus ein und aus (etwa 1–2 Minuten).

Beugen Sie die Finger leicht und legen Sie die Fingerkuppen auf die Kopfhaut auf. Schieben Sie die Kopfhaut auf der Schädeldecke hin und her, so wie es für Sie angenehm ist. Atmen Sie im eigenen Rhythmus aus und ein.

Übung 4

Führen Sie eine Klopfmassage im Bereich der Muskulatur seitlich der Wirbelsäule aus.

Halten Sie die Hände locker zu Fäusten geschlossen. Bei dieser Übung können Sie die Spannung der Fäuste so variieren, wie es am angenehmsten ist. Der Atemrhythmus sollte spontan entstehen.

Beginnen Sie zunächst im Bereich direkt unterhalb des Schulterblattes und gehen Sie anschließend weiter nach unten.

Beklopfen Sie mit Ihren leicht zu Fäusten geschlossenen Händen anschließend die Lendenmuskulatur. Massieren Sie in dieser Weise später auch die zentralen Anteile der Gesäßmuskulatur. Variieren Sie die Spannung der Fäuste, die Intensität und die Schnelligkeit der Klopfmassage, so wie es am angenehmsten ist.

Spüren Sie ein wenig nach. Hören Sie in sich hinein. Lassen Sie mit geschlossenen Augen innere Bilder auftauchen. Wie atmen Sie? Wie geht es Ihnen jetzt? Wie fühlt sich Ihr Körper an? Was nehmen Sie sonst noch wahr? Stehen Sie stabil, aufrecht und gleichzeitig locker?

Genießen Sie noch ein wenig und kommen Sie dann aus dieser Übung zurück. Dehnen, räkeln und strecken Sie sich genüßlich.

9.2.12 Atemübung im Stehen, Luftballon vor dem Brustkorb

Heben Sie beim Einatmen die Arme nach außen bis in Schulterhöhe. Ziehen Sie sie weit nach außen auseinander und spreizen die Finger.

Die Handflächen weisen nach vorne. Bei maximaler Einatmung werden die Arme ein klein wenig nach oben und hinten gezogen. Die Schulterblätter nähern sich einander. Stellen Sie sich vor, daß Sie in einen riesigen

Ballon atmen, den Sie vor Ihrem Brustkorb halten. Der Ballon füllt sich allmählich prall, und die Arme und Schultern werden sanft nach außen gedehnt.

Nehmen Sie beim Ausatmen die Arme nach vorne, kreuzen Sie sie vor dem Brustkorb und unterstützen Sie die Ausatembewegung durch zusätzlichen sanften Druck der Arme von vorne auf den Brustkorb.

Schließen Sie die Augen. Welche Farbe hat die Luft, die den Ballon füllt? Was fühlen Sie? Was nehmen Sie sonst noch innerlich wahr?

9.2.13 „Mähen"

Stehen Sie mit aufrechter Wirbelsäule, entspannt, mit leicht gebeugten Knien fest auf dem Boden. Lassen Sie den Atem frei fließen und geben Sie das Körpergewicht, gleichmäßig auf die Fußsohlen verteilt, an den Boden ab. Lassen Sie mit jedem Ausatemzug die Muskelspannung lockerer werden. Atmen Sie gleichzeitig immer tiefer.

Strecken Sie den rechten Arm seitlich nach außen und spreizen Sie die Finger. Führen Sie den linken Arm etwa in Brusthöhe weit nach rechts bis etwa in Höhe der rechten Schulter oder des rechten Oberarms. Atmen Sie bei dieser Bewegung tief ein.

Stellen Sie sich vor, daß Sie beim Ausatmen eine Sense oder eine Stange ergreifen und sie nach links vorne und nach unten schwingen lassen. Stellen Sie sich eine ähnliche Bewegung wie beim Mähen mit einer Sense vor. Wenden Sie den Oberkörper dann etwas nach links und führen Sie die Sense/Stange um sich herum nach links und wieder etwas nach hinten. Der Oberkörper sollte bei dieser Bewegung gerade aufgerichtet bleiben. Sie sollten so stehen, daß die Haltemuskulatur des Rückens nicht angestrengt wird und dennoch gerade und locker stehen. Auch der Kopf sollte locker auf der Wirbelsäule wie ein Ball auf einer Stange balanciert werden.

Atmen Sie wieder ein und führen Sie beide Arme nach rechts in Schulterhöhe nach außen.

Spreizen Sie die Finger und ergreifen Sie dann beim Ausatmen wieder die Stange/Sense. Führen Sie die beschriebene Bewegung wie beim Mähen aus.

Üben sie in gleicher Weise auch mit der anderen Körperseite.

Stehen Sie anschließend noch für einige Zeit gerade aufgerichtet und gleichzeitig entspannt.

Spüren Sie nach. Achten Sie darauf, wie sich Ihre Atmung verändert hat. Wie fühlt sich Ihr Körper jetzt an?

9.2.14 Atemübung im Stehen, Dehnen der Flanken

Stehen Sie mit aufrechter Wirbelsäule, entspannt, mit leicht gebeugten Knien fest auf dem Boden. Lassen Sie den Atem frei fließen und geben Sie das Körpergewicht, gleichmäßig auf die Fußsohlen verteilt, an den Boden ab, indem Sie mit jedem Ausatemzug die Muskelspannung lockerer werden lassen und gleichzeitig weiter ausatmen.

Heben Sie den rechten Arm seitlich nach außen an. Atmen Sie dabei ein. Die Handfläche zeigt zunächst nach unten. Sobald Sie mit dem Arm in der Horizontalen angelangt sind, wenden Sie die Handfläche nach oben und führen die Ausatmung weiter, bis der Arm ganz nach oben gestreckt ist. Führen Sie dann die Bewegung, ohne die Wirbelsäule zu belasten oder Schmerzen im Schultergelenk auszulösen, noch weiter, indem Sie den Arm ganz nach oben strecken und dadurch die rechte Rumpfseite dehnen und den Brustkorb dabei ganz leicht nach links beugen.

Atmen Sie aus und lassen Sie den Arm wieder nach unten sinken.

Führen Sie die gleiche Übung auch auf der linken Seite aus.

Spüren Sie anschließend noch ein wenig nach. Hören Sie in sich hinein. Nehmen Sie mit geschlossenen Augen die inneren Bilder wahr, die jetzt auftauchen. Kommen Sie anschließend durch Dehnen, Räkeln und Strecken wieder aus dieser Übung zurück.

9.2.15 Atemübung im Stehen, Dehnung von Nacken, Schultern und Rücken

Lassen Sie beim Ausatmen den Kopf nach vorne sinken und spüren Sie genau nach, wie das Gewicht des Kopfes die Nackenmuskeln und die Rückenmuskeln dehnt. Lassen Sie nach dem Ausatmen eine kleine Pause entstehen und heben Sie zugleich mit dem Einatmen den Kopf wieder nach oben an.

Lassen Sie zusätzlich nun beim Ausatmen auch die Schultern nach vorne sinken und nehmen Sie bewußt die Dehnung des ganzen Rückens beim Ausatmen wahr. Lassen Sie eine kleine Pause entstehen und heben Sie dann Kopf und Schultern beim Einatmen wieder an.

Bleiben Sie anschließend gerade und entspannt stehen und strecken Sie mit dem Einatmen den Kopf nach hinten oben. Sie können zusätzlich die Schultern gleichzeitig mit dem Einatmen etwas nach hinten ziehen, so daß sich die Schulterblätter einander nähern.

Lassen Sie diese Dehnung anschließend mit dem Ausatmen wieder los. Stehen Sie gerade aufgerichtet und dabei gleichzeitig locker mit angebeugten Knien. Schließen Sie die Augen. Tauchen innere Bilder auf? Wie atmen Sie jetzt? Wie fühlt sich Ihr Körper an?

9.2.16 Armkreisen mit der Atembewegung

Stehen Sie locker und ganz leicht in den Knien gebeugt, etwa schulterbreit.

Heben Sie zugleich mit dem Einatmen die Arme gestreckt nach vorne an. Die Handflächen zeigen nach unten. Heben Sie die Arme bis in Kopfhöhe, spreizen Sie dann die Finger und strecken die Arme weiter nach oben über den Kopf, wenn Sie dadurch keine Schmerzen in den Schultern auslösen, auch noch etwas weiter nach hinten.

Lassen Sie die Arme dann – die Einatmung soll stufenlos in die Ausatmung übergehen – nach seitlich unten sinken bis sie wieder dem Körper anliegen.

Gehen Sie dann stufenlos in die Einatembewegung über, indem Sie die Arme wieder nach vorne oben anheben.

Üben Sie 2–3 Minuten lang und beenden Sie sie dann die Übung mit Strecken, Gähnen, Dehnen, Zukneifen der Augen und Augenblinzeln.

Spüren Sie anschließend noch einmal nach. Nehmen Sie wahr, welche Bilder mit geschlossenen Augen auftauchen. Hören Sie in sich hinein. Was geht Ihnen jetzt durch den Kopf? Wie fühlen Sie sich? Wie atmen Sie jetzt?

9.2.17 Baum umarmen

Nehmen Sie beim Einatmen die Arme seitlich nach außen und öffnen Sie sie weit. Stellen Sie sich vor, Sie würden einen großen Baum mit einem dicken Baumstamm umarmen.

Schließen Sie die Arme beim Einatmen wieder. Stellen Sie sich vor, Sie nehmen den Baum in sich auf bzw. verschmelzen mit dem Baumstamm.

Stellen Sie sich vor, daß der Baumstamm, den Sie sich denken, an der Brust anliegt. Öffnen Sie beim Einatmen die Arme wieder seitlich nach außen und schließen Sie sie beim Ausatmen wieder. Üben Sie in dieser Weise etwa acht Atemzüge lang.

Nehmen Sie sich vor, während Ihres nächsten Waldspaziergangs sich einen Baum zu suchen und sich breitbeinig vor dem Baum stehend an diesen anzulehnen. Achten Sie darauf, daß sich der Baum beim Anlehnen möglichst angenehm anfühlt.

Umarmen Sie dann den Baum, drücken Ihren Körper an ihn heran und atmen Sie gleichzeitig aus. Während Sie anschließend einatmen, lassen Sie den Druck in ihren Armen lockerer werden.

Schließen Sie die Augen, spüren Sie nach. Welche inneren Bilder tauchen auf, welche Gefühle? Was nehmen Sie sonst noch wahr?

Kommen Sie dann wieder aus der Übung zurück, indem Sie sich dehnen, räkeln und strecken.

9.3 Atementspannungsübungen im Sitzen

Anmerkung:

Bei diesen Übungen müssen Sie kein bestimmtes Ziel erreichen, keine bestimmte Fähigkeit erlernen, „es" nicht besonders gut machen.

Vertrauen Sie sich Ihrer eigenen Erfahrung an. Sie werden so lernen, sich mehr auf Ihren Körperinstinkt zu verlassen, die Dinge geschehen zu lassen, den eigenen Rhythmus zu finden und mehr und mehr mit sich selbst eins zu werden.

Achten Sie besonders auf folgendes:

Der Impuls des Einatmens entsteht ganz von selbst. Der Körper kann die Einatembewegung ohne unser Zutun ausführen. Nehmen Sie das Einatmen nicht ängstlich oder ungeduldig vorweg. Warten Sie auf den von selbst entstehenden Einatemimpuls. Spüren Sie, wie er von selbst entsteht. Lassen Sie die willkürliche Unterstützung des eigenen Einatemimpulses immer geringer werden.

9.3.1 Vorübung I

Sitzen Sie breitbeinig und achten darauf, daß die Hüftgelenke etwas weiter vom Boden entfernt sind als die Kniegelenke. Vielleicht legen Sie, falls erforderlich, hierzu noch eine gefaltete Decke oder ein Kissen auf den Hocker oder Stuhl.

Lassen Sie Kopf, Schultern und Brustkorb nach vorne hängen und so einen leichten Rundrücken entstehen. Auch die Lendenwirbelsäule wölbt sich nach hinten. Die Sitzfläche hinter den Sitzbeinhöckern trägt den meisten Teil Ihres Körpergewichts.

Sitzen Sie in dieser Stellung für 1–2 Minuten, und spüren Sie ganz bewußt Ihren Atem. Können Sie frei und leicht atmen, oder fühlen Sie sich etwas eingeschränkt beim Atmen? Welche inneren Bilder nehmen Sie wahr, wenn Sie die Augen schließen? Wie fühlen Sie sich? Wie fühlen Sie sich, wenn Sie sich vorstellen, Sie würden jetzt noch 10 Minuten, eine halbe Stunde, zwei Stunden so sitzen?

Richten Sie sich nun gerade auf. Bilden Sie im Bereich der Lendenwirbelsäule ein leichtes Hohlkreuz und sitzen Sie so gerade und aufrecht als hätten Sie einen Stock verschluckt. Der Hauptteil Ihres Körpergewichtes wird nun von einer Stelle vor den Sitzbeinhöckern getragen.

Schließen Sie die Augen. Welche inneren Bilder tauchen auf? Wie fühlen Sie sich? Hören Sie ein wenig in sich hinein und nehmen wahr, was Sie innerlich erleben. Stellen Sie sich vor, Sie müßten jetzt 10 Minuten, eine halbe Stunde, zwei Stunden so sitzen. Wie geht es Ihnen dabei?

Lassen Sie nun die Spannung des extremen Aufrechtsitzens los und suchen Sie eine Stellung, in der Sie gerade und gleichzeitig locker sitzen. Sitzen Sie auf den Sitzbeinhöckern oder leicht davor. Bewegen Sie dann den Körper nach links, nach rechts, nach vorne und nach hinten, bis Sie Wirbel für Wirbel eine Stellung gefunden haben, in der die Wirbelsäule gerade aufgerichtet ist. Die Haltemuskeln der Wirbelsäule sollen jedoch entspannt sein. Achten Sie darauf, daß jeder Wirbel von selbst gerade über dem anderen steht wie eine Säule aus Bauklötzen. Für jeden Wirbel gibt es eine bestimmte Stellung, in der er ohne Anstrengung von selbst gerade aufgerichtet bleibt. Nachdem Sie sich Wirbel für Wirbel gerade aufgerichtet haben, balancieren Sie den Kopf auf der Wirbelsäule wie einen Ball auf einer Stange. In einer bestimmten Stellung bleibt er von selbst gerade stehen.

Lassen Sie den Atem frei fließen. Schließen Sie die Augen und stellen Sie fest, ob und welche inneren Bilder auftauchen. Wenn von selbst keine inneren Bilder auftauchen, denken Sie einmal ganz intensiv an einen angenehmen Ort, beispielsweise einen schönen Urlaubsort, an dem Sie sich sehr wohl gefühlt haben. Lassen Sie vor Ihrem inneren Auge all das auftauchen, was es dort zu sehen gab. Stellen Sie sich vor, Sie seien jetzt dort. Was sehen Sie um sich herum? Welche Naturgeräusche, welche Musik oder vielleicht auch Stimmen hören Sie? Sind Sie in der Sonne oder im Schatten? Hören Sie ein wenig in sich hinein. Wie fühlen Sie sich jetzt? Welche Gedanken gehen Ihnen durch den Kopf?

Beenden Sie die Übung, indem Sie sich dehnen, räkeln, strecken und vielleicht Gähnen zulassen, wenn es von selbst kommt. Kneifen Sie schließlich die Augen zusammen und blinzeln Sie hinterher noch ein wenig nach.

9.3.2 Vorübung II

Setzen Sie sich auf einen Sessel oder eine Bank. Schieben Sie ihr Becken möglichst weit nach hinten zur Lehne. Sitzen Sie breitbeinig. Die Hacken sollen mit dem Kreuzbein von oben gesehen etwa ein gleichseitiges Dreieck bilden. Wenn möglich, sollen die Hüftgelenke etwas weiter vom Boden entfernt sein als die Kniegelenke. Wer körperlich sehr groß ist oder nur einen niedrigen Stuhl zur Verfügung hat, kann eine gefaltete Decke oder ein festes Kissen auf die Sitzfläche legen.

Neigen Sie nun Ihren Oberkörper leicht nach rechts und dann leicht nach links. Neigen Sie den Oberkörper dann etwas nach vorne und später wieder zur Lehne. Suchen Sie eine Körperhaltung, bei der die Wirbelsäule bis auf eine kleine Lendenlordose möglichst gestreckt wird und gleichzeitig mit möglichst wenig eigener Muskelanstrengung gerade gehalten werden kann. Brustkorb und Bauch sollen sich in dieser Haltung beim Einatmen gut ausdehnen können.

Lassen Sie beim Ausatmen in den Schultern los. Die Schultern sollten eher nach hinten und nicht nach vorne sinken, so daß das Gewicht der Schultern den Oberkörper etwas aufrichtet. Lassen Sie ihr Gewicht schwer in den Sitz sinken. Stellen Sie sich vor, Sie könnten mit gerader Wirbelsäule von Ausatemzug zu Ausatemzug noch mehr Gewicht an die Unterlage abgeben.

Lassen Sie die Spannung Ihrer Muskulatur immer lockerer werden, indem Sie Atemzug für Atemzug vielleicht noch etwas tiefer ausatmen. Lassen sie nach Ende des Ausatemvorgangs eine kleine Pause entstehen und beobachten Sie, inwieweit der Körper anschließend von selbst ohne oder mit nur wenig Hilfe durch einen bewußt vorgenommenen Einatemvorgang wieder einatmet. Schließen Sie die Augen, wenn Sie es nicht bereits getan haben und sehen, hören und spüren Sie in sich hinein. Nehmen Sie Ihren eigenen Atemvorgang für ein paar Minuten wahr. Seien Sie nicht überrascht, wenn Ihnen besondere Gefühlszustände begegnen. Diese manchmal als merkwürdig und überraschend neu erlebten Sinnesqualitäten werden von den Übenden meist mit Begriffen wie „Finden der eigenen Mitte", „Zugang zur eigenen Urkraft", „Ruhe und Geborgenheit in sich selbst entwickeln", „frei fliegen" beschrieben.

Kommen Sie anschließend wieder vorsichtig zurück. Bewegen Sie zunächst vorsichtig die Finger und Hände, die Zehen und Füße. Bewegen Sie dann Arme und Beine. Strecken und räkeln Sie sich. Lassen Sie Gähnen zu, wenn es von selbst kommt. Atmen Sie tief ein und nehmen Sie Spannung im Körper auf. Räkeln Sie sich vielleicht so wie nach einem langen erholsamen Schlaf. Reiben Sie die Handflächen gegeneinander und legen Sie die Hände anschließend in die Augenhöhlen. Verweilen Sie in dieser Stellung für einige Augenblicke. Legen Sie die Hände dann wieder in den Schoß.

Verweilen Sie in diesem Zustand für einige Minuten. Spüren Sie nach.
Welche inneren Bilder tauchen auf, wenn die Augen geschlossen sind? Wie fühlen Sie sich? Hören Sie ein wenig in sich hinein und nehmen Sie wahr, was Sie innerlich erleben.
Kommen Sie anschließend wieder vorsichtig zurück, indem Sie sich erneut bewegen, sich strecken, vielleicht etwas gähnen. Reiben Sie die Hände aneinander. Legen Sie die Handflächen auf die Augen. Kneifen Sie die Augen fest zusammen. Blinzeln Sie und öffnen Sie dann die Augen.
Versuchen Sie, diese Übung auch auf anderen Sitzgelegenheiten auszuführen. Sollten Sie Schwierigkeiten empfinden, sich ganz locker zu lassen, wählen Sie eine Sitzgelegenheit mit härterer Sitzfläche, wie z.B. einen Küchenstuhl. Sorgen Sie, falls erforderlich, durch Unterlegen mit ein oder zwei großen Büchern dafür, daß die Hüftgelenke und das Becken weiter vom Boden entfernt sind als die Knie.

Stellen Sie die Füße etwa schulterbreit oder wenn Sie möchten noch weiter auseinander, flach auf den Boden, so daß das auf Ihnen lastende Gewicht der Beine gleichmäßig auf die ganze Fußsohle verteilt wird. Führen Sie dann die Übung wie im ersten Abschnitt beschrieben durch. Sollten Sie noch Schwierigkeiten bei der Entspannung des Oberkörpers verspüren, lehnen Sie sich an die Rückenlehne. Falls Sie einen Hocker benutzen, stellen Sie ihn an die Wand und lehnen sich dort an.
Auch wenn Sie mit anderen Sitzgelegenheiten gut zurechtkommen, versuchen Sie die beschriebene Übung auch einmal auf einem Hocker.

9.3.3 Wahrnehmung der Atemräume

Sitzen Sie aufrecht und entspannt und gleichzeitig möglichst locker. Schieben Sie nun Ihre linke Hand (bei Linkshändern die rechte) etwa in Nabelhöhe hinter den Rücken, so daß die Handfläche an der Lehne (Wand) und der Handrücken am Rücken anliegt. Erspüren Sie, wie sich der Rücken mit dem Einatmen in Richtung Wand hin ausdehnt, sich der Druck auf Ihre Hand ganz leicht verstärkt und sich mit dem Ausatmen wieder abschwächt.

Nehmen Sie den Atemvorgang auf diese Weise 1–2 Minuten lang wahr. Wenn Sie möchten, schließen Sie dabei die Augen.

Sie können diese Übung abschließen, indem Sie Ihre Hand nach einiger Zeit ganz langsam wieder hinter dem Rücken hervorziehen und auf den Oberschenkel oder die Unterlage legen.

Spüren Sie noch einige Atemzüge lang nach. Wie hat sich Ihre Atmung verändert? Sind die Atemzüge tiefer geworden? Sie können den Effekt dieser Übung noch weiter verstärken, indem Sie beide Hände hinter Ihren Rücken schieben und die Finger etwas verschränken. Krümmen Sie die Finger etwas, so daß Sie beide neben der Wirbelsäule gelegenen Muskelstränge durch Ihre Fingerrücken stützen. Lassen Sie den unterstützenden Druck dann allmählich Atemzug für Atemzug jeweils mit der Ausatembewegung immer mehr nach, ziehen Sie anschließend allmählich die Hände wieder hinter dem Rücken hervor und legen sie auf den Oberschenkeln oder auf der Sitzfläche ab.

Erspüren Sie wieder, wie sich die Atembewegung durch die Unterstützung der bewußten Wahrnehmung der Körperausdehnung während des Einatmens vertieft. Stellen Sie fest, ob Ihre Muskulatur lockerer wird und achten Sie auch auf besondere innere Gefühlsqualitäten.

Führen Sie anschließend die Übung in folgender Weise weiter:

Legen Sie die linke (bzw. die rechte) Hand etwa in Magenhöhe zwischen Wand und Rücken.

Legen Sie einige Minuten später die andere Hand von vorne auf den Brustkorb, etwa in der Gegend des Rippenwinkels.

Spüren Sie nach, ob und wie sich die Atembewegung verändert.

Verändern sich auch die inneren Wahrnehmungsqualitäten? Schließen Sie die Augen. Welche Gedanken gehen Ihnen durch den Kopf? Welche inneren Bilder tauchen auf? Wie fühlen Sie sich? Legen Sie die Hände anschließend wieder auf dem Oberschenkel oder auf der Sitzfläche ab.

Umgreifen Sie die **seitliche Lendengegend** mit Ihren Händen von oben her, so daß die Daumen bauchwärts und die Finger zum Rücken zeigen und die Ellbogen nach außen abgewinkelt werden. Erspüren Sie mit Ihren Händen die Atembewegung. Führen Sie die Hände anschließend noch etwas höher, bis sie die unteren Abschnitte des Brustkorbes umfassen. Spüren Sie hier insbesondere die Bewegung des Brustkorbes nach seitwärts außen.

Legen Sie die Hände anschließend wieder auf die Unterlage oder in den Schoß und spüren Sie noch einige Minuten nach.

Was nehmen Sie innerlich wahr? Hören und spüren Sie noch ein wenig in sich hinein. Welche inneren Bilder tauchen auf, wenn Sie die Augen schließen? Sie können sich jetzt auch die inneren Eindrücke eines schönen Naturerlebnisses vergegenwärtigen. Stellen Sie sich, wenn Sie möchten, vor, Sie würden es jetzt erleben. Was sehen, hören, fühlen Sie?

Kommen Sie dann zurück, indem Sie sich dehnen, strecken und räkeln, die Augen fest zusammenkneifen und sie dann wieder öffnen.

9.3.4 Schulterdehnung, obere Atemräume

Setzen Sie sich auf Ihrem Stuhl ganz weit zurück, so daß Ihr Becken an der Stuhl- oder Sessellehne anliegt. Richten Sie die Wirbelsäule gerade auf. Lassen Sie den Oberkörper und die Schultern vielleicht sogar leicht nach hinten sinken. Achten Sie darauf, daß der Kopf auf der Wirbelsäule wie ein Ball auf einer Stange balanciert wird und die Nackenmuskulatur locker ist.

Ziehen Sie nun die Schultern maximal nach oben in Richtung Ohren, und atmen Sie dabei gleichzeitig ein. Lassen Sie sie dann gleichzeitig mit dem Ausatmen sanft wieder nach unten sinken.

Wird der Rücken durch die nach hinten gezogenen Schultern gerade aufgerichtet, oder sinken die Schultern eher nach vorne?

Versuchen Sie, die Schultern eher nach hinten sinken zu lassen. Dadurch wird der Oberkörper etwas aufgerichtet.

Führen Sie einige Ein- und Ausatemzüge in dieser Weise durch, und beenden Sie anschließend die Übung, indem Sie noch ein wenig nachspüren, in sich hineinhören und möglicherweise auch innere Bilder auftauchen lassen.

Nun strecken und räkeln Sie sich vom Schulterbereich ausgehend, und gähnen Sie nach Herzenslust. Bewegen Sie die Schulter-, Arm- und Fingergelenke sowie den Hals und den Kopf in alle möglichen Richtungen.

Kneifen Sie die Augen fest zusammen; blinzeln Sie anschließend locker. Möglicherweise müssen Sie erneut gähnen.

Lassen Sie den Atem fließen ohne auf ihn Einfluß zu nehmen. Spüren Sie, wie die Atemluft in Sie hineinfließt und wieder aus Ihnen herausströmt. Ergibt sich eine Pause zwischen Ein– und Ausatmen?

Schneiden Sie, wenn Sie möchten, jetzt Grimassen und blinzeln Sie anschließend nochmals mit den Augen. Strecken Sie sich erneut und gähnen Sie ebenfalls, wenn Ihnen danach zumute ist.

9.3.5 Ausdehnung des Brustkorbes mit den Händen spüren

Übungsphase I

Sitzen Sie möglichst entspannt und gleichzeitig gerade aufgerichtet. Lassen Sie den Atem frei fließen. Legen Sie die rechte Hand auf den rechten Rippenbogen (Lebergegend) und die linke Hand auf den linken Rippenbogen (Magengegend). Lassen Sie bei gestreckter Wirbelsäule die Schultern locker nach hinten sinken. Neigen Sie das Kinn etwas in Richtung Brustbein und strecken den Hinterkopf nach oben, so daß sich die Halswirbelsäule noch etwas mehr streckt. Spüren Sie die Bewegung der unteren Rippen nach vorne und nach außen. Erspüren Sie ebenfalls die Bewegung Ihres Brustbeins. Achten Sie darauf, ob sich durch das Erspüren dieser verschiedenen Bewegungskomponenten die Atembewegung selbst ändert, oder ob sie gleichbleibt. Schließen Sie die Augen.

Wie fühlt es sich an? Welche inneren Bilder tauchen bei Ihnen auf? Welche inneren Klanggebilde (Naturgeräusche, Musik) nehmen Sie vielleicht jetzt außerdem noch wahr? Welche Gedanken tauchen in Ihrem Bewußtsein auf, wenn Sie so sitzend die Atembewegung Ihres Brustkorbes intensiv wahrnehmen?

Verweilen Sie, möglicherweise mit geschlossenen Augen, noch für ein paar Minuten bei dieser Erfahrung, legen anschließend die Hände für einige Augenblicke oder einige Atemzüge lang auf die Oberschenkel und spüren noch etwas nach.

Wie erleben Sie jetzt Ihre Atembewegung? Was geht in Ihnen vor?

Beenden Sie diese Übung anschließend, indem Sie sich strecken, dehnen, gähnen, die Augen zusammenkneifen und etwas blinzeln.

Achten Sie bei dieser Übung darauf, die Schultern locker nach hinten sinken zu lassen. Der Brustkorb wird dadurch noch etwas mehr gerade aufgerichtet.

Übungsphase II

Führen Sie die gleiche Übung in der vorbeschriebenen Weise durch, und legen Sie jetzt die Hände unterhalb des Schlüsselbeins von seitlich auf den Brustmuskel. Achten Sie dabei darauf, die Schultern nicht zu weit nach vorne zu nehmen, so daß sie locker nach hinten sinken. Die Wirbelsäule soll locker und gleichzeitig gerade aufgerichtet gehalten werden.

Spüren Sie vielleicht mit geschlossenen Augen nach, was jetzt während der Atemübung in Ihnen vorgeht.

Führen Sie auch diese Übung zu Ende, indem Sie sich strecken, räkeln, möglicherweise gähnen, die Augen zusammenkneifen und anschließend blinzeln.

9.3.6 Bauchatmung, Erfahrung der Körpermitte („Hara")

Sitzen Sie entspannt und atmen Sie möglichst locker. Legen Sie eine Hand auf den Unterbauch und nehmen Sie Ihre Atembewegung bewußt wahr. Stellen Sie sich vor, Sie könnten in Ihre Hand hineinatmen. Ändert sich Ihre innere Wahrnehmung, Ihre Erfahrung des Atemvorgangs?

Verbleiben Sie bei dieser Übung vielleicht etwa 2–3 Minuten.

Drücken Sie nun mit zwei Fingern oder mit den Fingerspitzen etwa ein Drittel Handbreit unterhalb des Nabels die Bauchdecke etwas nach innen. Atmen Sie mit einem schnellen Atemstoß die gesamte eingeatmete Luft auf einmal wieder aus. Die Bauchdecke spannt sich dadurch fest an, und die Finger werden kräftig nach außen geschoben.

Wiederholen Sie diesen Vorgang einige Male. Sitzen Sie dann anschließend wieder ruhig und entspannt und lassen Sie den Atem frei fließen. Was hat sich verändert? Was nehmen Sie wahr?

Überprüfen Sie, ob Sie stabiler, fester auf der Unterlage sitzen. Fühlen Sie sich gelassener, innerlich ruhiger? Nehmen Sie die Gegend unterhalb des Bauchnabels und auch gleichzeitig den Beckenboden einmal ganz bewußt wahr. Auf welche Stellen Ihres Körpers richten Sie Ihr Bewußtsein üblicherweise im Alltag? Wie geht es Ihnen in verschiedenen Situationen des Alltags? Welchen Unterschied hierzu nehmen Sie jetzt wahr? Sitzen Sie anschließend noch für einige Zeit ganz ruhig und entspannt und spüren Sie noch ein wenig nach. Beenden Sie dann die Übung durch Dehnen, Gähnen, Räkeln und Strecken.

9.3.7 Atemübung: Nach oben wachsen

Sitzen Sie breitbeinig, mit locker und gleichzeitig gerade aufgerichtetem Körper.

Legen Sie die Unterarme fest auf die Armlehne auf oder stützen Sie sich von der Sitzfläche mit den Händen ab. Drücken Sie mit den Armen beim Ausatmen nach unten. Drücken Sie sich so stark ab, daß der Körper vielleicht sogar etwas nach oben abgehoben wird. Gehen Sie hierbei so vor, daß Sie sich bewußt aussuchen, wie stark Sie den Druck dieses Abstützens werden lassen wollen. Der Körper „wächst" nach oben oder wird sogar von der Unterlage nach oben abgehoben. Lassen Sie am Ende des Ausatmens wieder los. Die Arme liegen jetzt locker auf der Unterlage. Lassen Sie die Einatembewegung von selbst entstehen.

Führen Sie diesen Ablauf einige Atemzüge lang durch. Wenn Sie möchten, können Sie immer wieder einige Atemzüge lang pausieren und dann locker gerade und entspannt auf der Unterlage sitzen.

Möglicherweise möchten Sie sich zum Abschluß der Übung strecken und räkeln und vielleicht auch gähnen.

Strecken Sie die Arme über den Kopf nach oben und vielleicht ein wenig nach hinten. Fassen Sie mit der rechten Hand den Zeige– und Mittelfinger der linken Hand und überstrecken Sie den Oberkörper ein wenig nach hinten. Möglicherweise möchten Sie jetzt erneut gähnen. Vielleicht möchten Sie anschließend den Oberkörper passiv z.B. über die Rückenlehne (oder wenn Sie auf einem Hocker sitzen, indem Sie den Kopf leicht nach hinten sinken lassen) nach hinten dehnen. Lassen Sie anschließend den Oberkörper sanft nach vorne unten sinken. Lassen Sie ihre Arme bis zum Boden hängen und versuchen hierbei, die Arme und den Oberkörper möglichst locker zu lassen. Richten Sie sich anschließend wieder auf. Möglicherweise möchten Sie erneut gähnen und sich strecken.

Sitzen Sie anschließend noch ein wenig mit geschlossenen Augen und spüren Sie nach. Tauchen innere Bilder auf? Hören Sie in sich hinein. Wie fühlen Sie sich? Wie fühlt sich Ihr Körper an?

9.3.8 Erspüren des Beckenraumes

Sitzen Sie gerade aufgerichtet und gleichzeitig locker. Schieben Sie die Hände unter Ihr Gesäß. Umfassen Sie mit den Händen die beiden Pobakken. Verschieben Sie das Becken etwas nach vorne, dann nach hinten und anschließend auch etwas zur linken und zur rechten Seite. Achten Sie nun darauf, daß der Rücken möglichst gerade aufgerichtet ist und gleichzeitig die Haltemuskulatur der Wirbelsäule locker bleibt.

Menschen aus der westlichen Zivilisation neigen dazu, sich bei dieser Übung vornüber zu beugen. Sollten Sie ebenfalls Ihren Oberkörper gebeugt haben, führen Sie die Übung jetzt mit geradem und gleichzeitig lockerem Rücken noch einmal aus.

Ziehen Sie die Schultern etwas dem Rücken zu, bis sich der Brustkorb von selbst aufrichtet. Übertreiben Sie diese Bewegung dann noch etwas und überstrecken Sie die Brustwirbelsäule. Lassen Sie die Streckung etwas nach bis Sie die für Sie richtige Stellung gefunden haben.

Neigen Sie das Kinn etwas zum Brustbein und strecken Sie die Halswirbelsäule. Suchen Sie wiederum eine Stellung für die gesamte Wirbelsäule, in der Sie ihre Haltemuskulatur möglichst wenig anspannen müssen.

Lassen Sie Ihren Atem jetzt frei fließen und achten Sie insbesondere auf die Ausdehnung des Beckenraumes, die Sie jetzt auch mit den Händen fühlen können. Stellen Sie, während sich der Beckenboden nach unten senkt, auch eine Ausdehnung des gesamten Beckenraumes fest?

Haben Sie auch eine visuelle Vorstellung von dieser Ausdehnung beim Einatmen und dem späteren sich wieder Zusammenziehen beim Ausatmen (Luftballon, der sich ausdehnt und wieder zusammensinkt, Wellenbewegung, Ebbe und Flut, Gaswolke, Jahreszeiten)? Was geht innerlich in Ihnen vor, während Sie diesen Vorgang ganz bewußt erleben? Nehmen Sie die feinen Eindrücke in Form von Körperwahrnehmungen, inneren Bildern, Gedanken und vielleicht auch Klängen bewußt wahr.

Verweilen Sie einige Minuten und erleben Sie ganz bewußt den Vorgang des Ein- und des Ausatmens.

Beenden Sie dann die Übung durch Strecken, Dehnen, Gähnen und Blinzeln.

9.3.9 LWS–Beckenbewegung und Rückenstreckung beim Atmen

Sitzen Sie gerade und locker entspannt auf Ihren Handflächen (siehe obige Übung). Schieben Sie das Becken etwas nach vorne, dann nach hinten und anschließend nach links und nach rechts. Suchen Sie eine Stellung, in der die Wirbelsäule gestreckt ist und die Haltemuskulatur gleichzeitig möglichst entspannt bleibt. Überstrecken Sie nun, während Sie ein-atmen, die Lendenwirbelsäule (verstärken Sie das Hohlkreuz) und schieben Sie den Hinterkopf nach hinten und oben.

Lassen Sie mit der Ausatmung die Spannung wieder los und kehren Sie zur Ausgangsstellung zurück. Probieren Sie verschiedene Ausmaße der Überstreckung aus. Von einer ganz intensiven deutlichen Streckung bis hin zu einer fast unmerklichen Streckung während des Einatmens. Üben Sie in dieser Weise 2–3 Minuten lang.

Nehmen Sie Ihre innerlichen Eindrücke bewußt wahr. Welche inneren Bilder tauchen auf, wenn Sie die Augen schließen? Wie fühlen Sie sich? Was geht sonst noch in Ihnen vor?

Führen Sie die Übung jetzt auch noch für 1–2 Minuten mit den Händen im Schoß liegend durch.

Sitzen Sie dann locker und mit gerader Wirbelsäule. Schließen Sie die Augen und versetzen Sie sich innerlich an einen schönen Ort und erleben Sie einen angenehmen Augenblick, an den Sie sich erinnern, nochmals bewußt. Was sehen, hören, fühlen Sie? Wie atmen Sie jetzt?

Beenden Sie diese Übung mit Streck– und Dehnbewegungen und gähnen Sie etwas, wenn Sie möchten, zum Abschluß. Ziehen Sie zusätzlich wieder, wenn Sie möchten, einige Grimassen. Kneifen Sie die Augen zusammen und blinzeln Sie anschließend mit den Augenlidern.

9.3.10 Schultern, Arme und Nacken dehnen beim Atmen, evtl. Gähnen

Die folgende Übung kann in einer entspannten sitzenden oder stehenden Haltung ausgeführt werden (siehe die vorangegangenen Abschnitte).

Strecken Sie die Arme nach oben über den Kopf und dann etwas seit-wärts. Spreizen Sie die Finger weit und überstrecken Sie die Hände noch etwas in den Handgelenken. Dehnen und strecken Sie die Ellbogen weit nach oben außen. Öffnen Sie zur gleichen Zeit den Mund und Rachenraum ganz weit und schaffen dadurch noch mehr Einatmungsraum. Strecken Sie den geöffneten Mund weit nach oben (indem Sie den Hals leicht überstrek-ken). Hierdurch wird die Einatemtiefe noch verstärkt. Im allgemeinen macht sich von selbst ein Gähnen bemerkbar, was Sie dann durch genüßli-ches Räkeln und Strecken unterstützen sollten. Führen Sie diese Übung mehrmals aus und gähnen Sie vielleicht auch nach Herzenslust. Sie brau-chen jedoch den Vorgang des Gähnens nicht zu erzwingen, falls er nicht von selbst entstehen sollte.

Verbleiben Sie noch einige Minuten in einer angenehmen, entspannten Körperposition. Sie können sich z.B. auch hinlegen. Wiederholen Sie den Einatem– und Gähnvorgang, falls der Impuls dazu später nochmals auftritt.

Beenden Sie die Übung mit nochmaligem Dehnen, Strecken, Gähnen, Augen zusammenkneifen und blinzeln.

9.3.11 Knie beim Atmen heranziehen

Setzen Sie sich in entspannter und gleichzeitig aufrechter Sitzhaltung auf einen Hocker. Nehmen Sie sich einige Atemzüge lang Zeit um nachzuspüren, ob der Körper gerade aufgerichtet ist und ob gleichzeitig die Rückenmuskeln wirklich ganz entspannt sind. Verändern Sie Ihre Haltung möglicherweise noch einmal ein wenig, um noch entspannter zu sitzen.

Bleiben Sie so sitzen und atmen Sie locker und frei ein und aus. Umgreifen Sie nun das linke Knie (bzw. das rechte) mit beiden Händen und ziehen es etwas zum Körper heran. Lehnen Sie sich anschließend leicht zurück, so daß Sie aufrecht sitzen. Die Schultern werden vom Gewicht des linken Beines (rechten Beines) locker nach unten gezogen. Lassen Sie auch die Muskulatur der Arme möglichst locker.

Verweilen Sie für ein paar Atemzüge in dieser Stellung. Ziehen Sie dann beim folgenden Ausatemvorgang das Knie ein wenig näher zum Körper und lassen es mit dem Einatemvorgang wieder zurücksinken. Achten Sie darauf, daß die Wirbelsäule gestreckt bleibt und daß Sie leicht zurückgelehnt diese Bewegung gut ausbalancieren, so daß möglichst wenig muskuläre Anspannung im Körper vorhanden ist.

Gelingt es Ihnen, hierbei den Beckenboden locker zu lassen? Wölbt sich der Beckenboden nach wie vor beim Einatmen nach unten und federt er beim Ausatmen wieder nach oben zurück?

Stellen Sie nach einigen Minuten das linke (rechte) Bein wieder auf den Boden und vergleichen Sie mit geschlossenen Augen Ihre interne Wahrnehmung Ihrer beiden Körperhälften. Welche Unterschiede zwischen der rechten und der linken Seite stellen Sie fest?

Führen Sie die Übung in gleicher Weise anschließend mit der anderen Seite durch.

Sitzen Sie anschließend wieder mit geschlossenen Augen und spüren Sie nach. Wie fühlen Sie sich? Tauchen innere Bilder auf? Hören Sie ein wenig in sich hinein und nehmen bewußt wahr, was in Ihnen vorgeht.

Beenden Sie diese Übung durch Strecken, Dehnen, Gähnen, Zusammenkneifen der Augen und Blinzeln.

9.3.12 Knie beim Atmen heranziehen und mit dem ganzen Körper pendeln

Sitzen Sie entspannt und gleichzeitig in gerade aufgerichteter Körperhaltung in gleicher Weise wie bei der zuvor beschriebenen Übung. Umgreifen Sie wie bei der letzten Übung das linke Knie (bzw. das rechte), und ziehen Sie dieses Knie etwas zum Körper heran. Lehnen Sie sich etwas zurück und lassen Sie gleichzeitig die Schultern und Arme locker. Die Wirbelsäule bleibt gerade gestreckt und die Rückenmuskeln locker. Indem Sie sich leicht zurücklehnen, hält sich das Gewicht des angehobenen Beines mit dem Gewicht von Rumpf und Kopf die Waage.

Lassen Sie nun synchron mit der Ausatmung eine kleine, fast unmerkliche Bewegung nach vorn und synchron mit der Einatmung eine Bewegung nach hinten entstehen. Auf diese Weise schwingen Sie ganz sanft im Atemtempo vor- und rückwärts. Probieren Sie ganz sanfte Veränderungen der Atemfrequenz und der Intensität des Vor– und Zurückschwingens aus. Wählen Sie die für Sie angenehmste Form, ohne Ihre Wahl innerlich zu bewerten oder zu kommentieren („nicht intensiv genug, zu hektisch...“). Geben Sie sich diesem angenehmen Pendeln und Schaukeln für einige Minuten hin und versuchen Sie, den Vorgang möglichst angenehm und genüßlich zu gestalten. Achten Sie immer wieder auf eine lockere Streckung der Wirbelsäule und auf die Lockerung der Muskeln in allen Körperabschnitten, insbesondere im Beckenbodenbereich.

Wird der Beckenboden beim Einatmen ganz sanft nach unten geschoben? Wie fühlt es sich an, wenn Sie diesen Vorgang innerlich mit allen Sinnen wahrnehmen? Wie spüren Sie diese Bewegung des Beckenbodens sonst? Ist diese Bewegung des Beckenbodens sonst im Alltag auch vorhanden?
Welche inneren Vorgänge (Gedanken, Bilder, Klangwahrnehmungen, Gefühlszustände) registrieren Sie?
Stellen Sie das Bein wieder auf den Boden und vergleichen Sie für ein paar Augenblicke Ihre interne Wahrnehmung von der linken (rechten) Seite mit der anderen Körperhälfte. Welche Unterschiede zwischen der rechten und der linken Seite stellen Sie fest?
Fahren Sie dann in gleicher Weise mit dem Umgreifen des anderen Knies fort.
Beenden Sie anschließend die Übung wieder mit Strecken, Dehnen, Gähnen, Augenzusammenkneifen und Blinzeln.

9.3.13 Beckendehnung im Sitzen

Setzen Sie sich mit gerade aufgerichteter Lendenwirbelsäule und gleichzeitig möglichst lockerer Rückenmuskulatur auf einen Hocker. Führen Sie mit Ihrem Rumpf rotierende Bewegungen aus, die zunächst die Position der unteren Lendenwirbel ganz leicht verändern. Suchen Sie die Position, in der die einzelnen Wirbel von selbst wie in einer Säule aus Bauklötzen übereinander gestellt stehen bleiben, ohne, daß Sie den Rücken mit Muskelkraft und Anstrengung gerade halten müssen. Bringen Sie Ihre Wirbelsäule Wirbel für Wirbel in diese Position. Balancieren Sie anschließend den Kopf auf der Wirbelsäule wie einen Ball auf einer Stange. Sitzen Sie möglichst entspannt.

Schließen Sie die Augen und nehmen bewußt wahr, wie es sich anfühlt so zu sitzen. Achten Sie darauf, ob innere Bilder auftauchen. Hören Sie ein wenig in sich hinein. Atmen Sie locker und entspannt. Der Atem wird jetzt meist immer ruhiger und regelmäßiger. In der Regel stellt sich ruhige und entspannte Bauchatmung ein.

Überstrecken Sie die Lendenwirbelsäule ganz leicht, indem Sie die natürlich vorhandene Krümmung nach vorne noch etwas verstärken. Dadurch wird das Becken nach vorne gedreht.

Drehen Sie anschließend das Becken nach hinten, indem Sie im Lendenbereich zunächst zur Ausgangsstellung zurückkehren und dann einen leichten Rundrücken bilden. Wie atmen Sie spontan bei diesen Bewegungen?

Führen Sie diese Bewegungen zunächst sehr langsam und vorsichtig aus und erfühlen Sie, wie weit nach vorne bzw. nach hinten Sie Ihr Becken drehen möchten. Wie weit könnten Sie Ihr Becken noch drehen und dabei die Wirbelsäule überstrecken oder beugen? Was empfinden Sie noch als angenehm?

Achten Sie darauf, die restliche Wirbelsäule möglichst gerade zu halten. Neigen Sie synchron zu dieser Bewegung den Oberkörper beim Überstrecken der Lendenwirbelsäule etwas nach hinten und beim Bilden des Rundrückens etwas nach vorne. Atmen Sie beim Strecken der Lendenwirbelsäule ein und, während Sie den leichten Rundrücken bilden, wieder aus. Achten Sie auch darauf, wie Sie von selbst synchron mit der Drehbewegung des Beckens atmen.

Drehen Sie das Becken nach vorn, wenn Sie einatmen und nach hinten, wenn sie ausatmen. Beginnen Sie mit kleinen, fast unmerklichen Bewegungen, verstärken Sie diese oder schwächen Sie sie jeweils ab, bis Sie die angenehmste Bewegungsform für sich gefunden haben.

Variante

Sie können die eben beschriebene Übung auch auf Ihren Händen sitzend, die beiden Gesäßhälften umgreifend, ausführen. Gestalten Sie hierbei die Ausatemphase etwas länger als die Einatemphase und lassen Sie auch eine kleine Pause nach dem Ausatmen entstehen, bis Sie wieder einatmen. Warten Sie hier auf den Einatemimpuls, den Sie dann allenfalls zu unterstützen brauchen.

Sitzen Sie anschließend noch einige Augenblicke mit geschlossenen Augen. Hören Sie ein wenig in sich hinein. Stellen Sie fest, ob innere Bilder auftauchen. Wie fühlen Sie sich jetzt?

9.3.14 Bauchatmung im Sitzen

Sitzen Sie entspannt auf einem Hocker. Lassen Sie ihre Füße breitbeinig und stabil auf dem Boden stehen. Bilden Sie ein ganz leichtes Hohlkreuz. Richten Sie ihre Wirbelsäule auf und balancieren Sie Ihren Kopf auf der Wirbelsäule wie auf einer Stange.

Lassen Sie Ihre Muskulatur zunehmend lockerer werden. Lassen Sie Ihr ganzes Gewicht auf dem Hocker ruhen. Lassen Sie sich mit dem Ausatmen schwer auf den Hocker sinken. Stellen Sie sich vor, sie könnten Gewicht an den Hocker und an den Boden abgeben. Sitzen Sie weiter aufrecht, gerade und gleichzeitig locker.

Lassen Sie den Atem frei fließen. Legen Sie anschließend die rechte Hand auf den Unterbauch, so daß der Daumen unmittelbar in Nabelhöhe liegt. Stellen Sie sich vor, Sie hätten eine Kerze unmittelbar vor sich stehen und wollten durch die Ausatembewegung die Flamme ein wenig in Bewegung bringen. Atmen Sie langsam und stetig und erzeugen Sie einen ruhigen Luftstrom, um die Flamme ein wenig in die Richtung des Luftstroms neigen zu lassen, ohne die Kerze auszulöschen.

Stellen Sie nun die Kerze in Ihrer Phantasie ein wenig weiter entfernt von Ihrem Mund auf. Versuchen Sie jetzt ebenfalls mit Ihrem Atem die Flamme der Kerze nur ein wenig zu bewegen. Fahren Sie in dieser Weise fort und stellen sich vor, Sie würden die Kerze immer weiter von sich weg stellen. Verstärken Sie die Kraft, mit der Sie blasen allmählich, bis hin zu Ihrer maximalen Ausatemkraft. Überprüfen Sie dabei, ob Sie hierbei nur die Bauchmuskulatur zur Erzeugung des Atemdruckes einsetzen, oder ob Sie auch andere Körperabschnitte und Muskelgruppen gleichzeitig anspannen. Versuchen Sie die Ausatemarbeit nur auf die Anstrengung der Bauchmuskulatur zu begrenzen.

Achten Sie weiterhin ganz besonders darauf, inwieweit es Ihnen gelingt, die Einatembewegung von selbst entstehen zu lassen. Lassen Sie sich, wie Graf Dürckheim sagte: „vom Einatemimpuls überraschen" [7].

Sitzen Sie anschließend wieder ganz ruhig, gerade aufgerichtet und locker da. Lassen Sie den Atem frei fließen. Wenn Sie möchten, schließen Sie die Augen. Spüren Sie ein wenig nach, hören Sie ein wenig in sich hinein und lassen Sie, wenn Sie möchten, angenehme innere Bilder auftauchen. Stellen Sie sich, wenn Sie möchten, einen angenehmen Ort wie z. B. einen Urlaubsort sowie eine angenehme Szene vor, die Sie dort erleben.

9.3.15 Atmung und Schultergürtel

Sitzen Sie entspannt und gleichzeitig gerade auf Ihrer Unterlage. Lassen Sie sich insbesondere beim Ausatmen in den Schultern los. Beide Schultern sollten etwas nach hinten und nach außen sinken. Konzentrieren Sie sich nun auf Ihre linke Schulter (bei Linkshändern die rechte). Vielleicht gelingt es Ihnen, sich vorzustellen, Sie könnten durch den locker geöffneten Mund oder durch die Nase dort hineinatmen. Stellen Sie sich vor, daß sich die linke Schulter und die angrenzenden Bereiche des Oberarmes und des Brustraumes mit dem Einatmen ausdehnen und mit dem Ausatmen wieder in die Aussgangsstellung zurücksinken. Stellen Sie sich vor, daß die Schulter durch diesen Vorgang immer lockerer wird und daß Sie im Bereich des Schultergelenkes und des Schulterblattes ausatmen können, so als sei diese Gegend für die Ausatemluft durchlässig. Möglicherweise kommt es Ihnen jetzt auch so vor, als könnten Sie in diesem Bereich auch einatmen. Achten Sie darauf, ob Sie eine vermehrte Durchblutung in diesem Bereich spüren. Kommt Ihnen die Schultergegend jetzt vielleicht auch erwärmt vor? Schließen Sie die Augen und achten Sie einmal darauf, ob Sie auch innere Bilder von dieser Gegend haben, z.B. als sei Ihre Schulterpartie von einer Lichthülle, einer Wattehülle oder auch einem Magnetfeld umgeben. Hat das Licht, die Wattehülle oder das Magnetfeld eine bestimmte Farbe?

Vielleicht fühlt sich die Schulter jedoch einfach auch nur lockerer als zuvor an.

Führen Sie nun ganz vorsichtige Bewegungen mit der Schulter nach vorne, nach hinten, etwas zur Seite, nach außen sowie etwas nach oben und gleichzeitig nach innen aus.

Führen Sie nun auch leicht kreisende Bewegungen mit der Schulter durch und achten Sie insbesondere weiterhin auf eine lockere Sitzhaltung. Nehmen Sie die Atembewegung weiterhin aufmerksam wahr.

Führen Sie nun die Übung in gleicher Weise mit der anderen Schulter durch und lassen Sie anschließend beide Schultern zusammen parallel sowie dann auch gegenläufig in beide Richtungen kreisen.

Spüren Sie anschließend noch ein wenig nach. Schließen Sie die Augen. Lassen Sie angenehme innere Bilder auftauchen. Hören Sie ein wenig in sich hinein. Wie fühlen Sie sich?

Beenden Sie die Übung mit Strecken, Gähnen, Augenzusammenkneifen und Blinzeln.

9.3.16 Schulteratmung

Sitzen Sie breitbeinig mit gerade aufgerichtetem Rücken und gleichzeitig locker. Atmen Sie ruhig und regelmäßig ein und aus.

Heben Sie beide Schultern mit dem Einatmen an und lassen Sie sie mit dem Ausatmen wieder nach unten sinken. Achten Sie darauf, beim Loslassen der Schultern in einer geraden Wirbelsäulenhaltung zu bleiben. Der Kopf sollte ganz besonders auch während des Ausatmens und des nach unten Sinkens der Schultern locker und gerade auf der Wirbelsäule balanciert werden wie ein Ball auf einer Stange.

Lassen Sie am Ende des Ausatmens eine kleine Pause entstehen. Warten Sie auf den spontanen Einatemimpuls Ihres Körpers.

Lassen Sie die Einatembewegung vom Unterbauch her beginnen. Stellen Sie sich vor, zunächst würde der Unterbauch mit Luft gefüllt werden und anschließend der Oberbauch, dann der Brustraum bis hin zum Schulterbereich. Wenn Sie möchten, lassen Sie beim Ausatmen einen hörbaren Seufzer oder andere Töne entstehen. Üben Sie in dieser Weise vielleicht zunächst 2–3 Minuten und spüren Sie dann mit geschlossenen Augen noch ein wenig nach. Hören Sie in sich hinein. Wie fühlen Sie sich?

Führen Sie nun die Übung nur mit Anheben der rechten Schulter durch. Heben Sie mit dem Einatmen die rechte Schulter an und lassen Sie sie mit dem Ausatmen wieder nach unten sinken. Führen Sie die Übung 1–2 Minuten lang aus und spüren Sie dann mit geschlossenen Augen nach. Welchen Unterschied zwischen der linken und rechten Seite stellen Sie fest? Achten Sie auf innere Bilder und andere Wahrnehmungen.

Üben Sie nun auch mit der linken Seite.

Spüren Sie anschließend wach und nach innen aufmerksam nach. Achten Sie auf innere Bilder, auf Klänge oder Musik, die Ihnen jetzt spontan einfallen. Achten Sie auf alle möglichen Eindrücke und Wahrnehmungen. Beenden Sie die Übung mit Nachspüren, Strecken, Dehnen, Gähnen, Augenzwinkern und Blinzeln.

9.3.17 Atmung mit der Bewegung des Kopfes

Sitzen Sie aufrecht mit gleichzeitig entspanntem Rücken. Lassen Sie den Atem frei fließen.

Beugen Sie den Kopf nach vorne, während Sie ausatmen. Das Kinn nähert sich dem Brustbein. Lassen Sie am Ende der Ausatmung den Kopf für einen Moment mit dem ganzen Gewicht nach unten zur Brust hängen. Heben Sie dann zugleich mit dem Einatmen den Kopf wieder an. Richten Sie den Kopf soweit auf, daß er von selbst, ohne gehalten zu werden, frei auf der Wirbelsäule balanciert wie ein Ball auf einer Stange.

Atmen Sie 8mal in dieser Weise ein und aus.

Schließen Sie die Augen. Lassen Sie angenehme innere Bilder auftauchen, z.B. von einem Urlaubsort. Stellen Sie sich vor, was Sie um sich herum sehen, hören, fühlen. Stellen Sie sich vielleicht auch vor, welche angenehmen Gerüche oder Düfte Sie wahrnehmen. Wie fühlt sich die Luft an, die an Ihrer Haut vorbeistreicht? Werden Sie angenehm von der Sonne durchwärmt, oder sitzen Sie im Schatten? Was nehmen Sie sonst noch wahr?

Sie können die Übung an dieser Stelle beenden, indem Sie sich dehnen, räkeln, strecken und auch Gähnen zulassen, wenn der Impuls von selbst kommt.

Üben Sie, wenn Sie möchten, wie folgt weiter:

Neigen Sie den Kopf zugleich mit dem Ausatmen nach rechts. Das Ohr bewegt sich in Richtung Schulter. Lassen Sie den Kopf zum Ende der Ausatmung nach unten hängen und verweilen Sie einen kurzen Augenblick in dieser Stellung. Vielleicht kommt jetzt der Einatemimpuls von selbst. Vielleicht müssen Sie ihn etwas unterstützen. Heben Sie den Kopf wieder an bis in die Ausgangsstellung. Der Kopf balanciert schließlich frei und locker auf der Wirbelsäule.

Üben Sie zunächst in dieser Weise 8mal.

Neigen Sie anschließend mit dem Ausatmen den Kopf nach links. Das linke Ohr nähert sich der linken Schulter. Lassen Sie zum Ende der Ausatembewegung den Kopf einen Moment nach links hängen. Warten Sie dann den Einatemimpuls ab und heben Sie anschließend den Kopf wieder hoch.

Stellen Sie sich nun wieder bewußt einen angenehmen Ort vor und vergegenwärtigen Sie sich diesen angenehmen Ort, indem Sie auf alle Sinnesqualitäten (was Sie sehen ..., was Sie hören ..., was Sie fühlen ..., was Sie riechen und schmecken ...) achten.

Sie können die Übung an dieser Stelle beenden, indem Sie sich dehnen, räkeln und strecken und auch Gähnen zulassen, wenn der Impuls dazu von selbst entsteht.

Wenn Sie möchten, setzten Sie die Übung fort und kneifen zunächst die Augen fest zusammen. Blinzeln Sie anschließend locker und schließen Sie die Augen wieder. Stellen Sie sich vor, Sie sitzen mitten auf dem Meer auf einer Segeljacht oder auf einem Kreuzfahrtschiff. Die See ist ganz ruhig, und Sie blicken zum Horizont. Wenden Sie Ihren Kopf mit dem Einatmen ganz nach rechts und stellen Sie sich vor, daß Sie bis auf einige sanfte Wellen über wunderschönes spiegelglattes Meer bis zum Horizont blicken. Bleiben Sie einen kleinen Moment in der maximalen Einatemstellung. Das Kinn zeigt in Richtung rechte Schulter. Atmen Sie dann aus und wenden Ihren Kopf wieder nach vorne. Verweilen Sie in dieser Stellung für einen Ein- und Ausatemzug lang. Wenden Sie dann den Kopf mit dem Einatmen ganz nach links. Stellen Sie sich wieder vor, Sie blicken über glattes ruhiges Meer bis zum Horizont. Verweilen Sie in der Einatemstellung für einen Augenblick und atmen Sie dann aus, während Sie den Kopf wieder nach vorne wenden.

Üben Sie in dieser Weise nach beiden Seiten jeweils 4mal.

Schließen Sie die Augen und stellen sich noch einmal dieses schöne Bild des Meeres vor. Wenn Sie möchten, können Sie sich z.B. hinter sich eine schöne Insel oder einen gemütlichen Hafen vorstellen, in den Sie anschließend einlaufen wollen oder aus dem Sie gerade kommen. Sie können sich aber auch vorstellen, daß Sie gerade Kurs auf Ihre Trauminsel nehmen, die demnächst hinter dem Horizont auftauchen wird. Wie sieht es auf der Insel aus? Welche Pflanzen, welche Vögel gibt es dort? Welche Naturgeräusche hört man? Wie fühlt es sich an, dort zu sein und Urlaub zu machen? Wie geht es Ihnen? Wie fühlen Sie sich? Nehmen Sie innerliche Klänge oder Musik wahr?

Beenden Sie die Übung, indem Sie sich dehnen, räkeln und strecken.

9.3.18 Atmen, Nacken dehnen, Kopf kreisen lassen

Sitzen Sie aufrecht, gerade und gleichzeitig locker. Neigen Sie den Kopf nach vorne und atmen Sie dabei aus. Lassen Sie den Kopf mit seinem ganzen Gewicht ein wenig hängen.

Bewegen Sie nun zugleich mit dem Einatmen den vorne hängenden Kopf etwas nach rechts in Richtung rechte Schulter. Bewegen Sie ihn mit dem Ausatemzug zugleich noch ein klein wenig weiter und lassen ihn dann mit dem ganzen Gewicht nach rechts hängen. Bewegen Sie den Kopf mit dem Einatmen weiter zur rechten Schulter und dann über die rechte Schulter hinaus nach hinten zum Rücken. Verweilen Sie jeweils mit dem Ausatmen ein wenig in der Stellung, die Sie gerade einnehmen und spüren Sie, wie das Gewicht ihres Kopfes den Hals bzw. den Nacken dehnt. Bewegen Sie den Kopf dann mit dem Einatmen weiter nach hinten bis in die Mittellage. Das Kinn zeigt nach oben, und der Hinterkopf hängt nach hinten in Richtung zum Rücken. Verweilen Sie zum Ende der Ausatmung ein wenig und spüren Sie, wie das Gewicht des Kopfes den Hals und den Nacken dehnt. Bewegen Sie anschließend den Kopf mit dem Einatmen weiter nach links bis zur Schulter und fahren Sie so fort, bis Sie die Ausgangsstellung wieder erreicht haben.

Beginnen Sie nun mit der Bewegung des Kopfes in die andere Richtung. Wenn Sie auch in dieser Richtung die Ausgangsstellung wieder erreicht haben, heben Sie den Kopf mit dem Einatmen wieder an, bis er gerade aufgerichtet und locker auf der Halswirbelsäule balanciert wie ein Ball auf einer Stange. Sitzen Sie weiter locker gerade und lassen Sie den Atem frei fließen.

Spüren Sie ein wenig nach. Hören Sie ein wenig in sich hinein. Lassen Sie angenehme innere Bilder auftauchen. Beenden Sie die Übung mit Dehnen, Räkeln und eventuell auch Gähnen, wenn es von selbst kommt.

9.3.19 Dehnung der Flanken und der Körperseite

Sitzen Sie breitbeinig und mit gerade aufgerichtetem Rücken und gleichzeitig locker auf Ihrem Stuhl oder Hocker.

Neigen Sie zugleich mit dem Ausatmen den Kopf nach rechts. Das rechte Ohr nähert sich der rechten Schulter. Bleiben Sie beim Einatmen mit dem Kopf in dieser Stellung und heben Sie den linken Arm seitwärts und nach oben über den Kopf an. Die linke Hand greift über den Kopf zur rechten Schläfe bzw. zum rechten Ohr. Lassen Sie mit dem Ausatmen zugleich den Körper etwas weiter nach rechts sinken. Dadurch soll eine Dehnung im Bereich der linken Flanke und der linken Körperseite entstehen. Verweilen Sie, nachdem Sie ganz ausgeatmet haben, in dieser Stellung. Genießen Sie diese Dehnung der linken Körperseite. Atmen Sie 1–2mal sanft ein und aus und bewegen Sie den linken Arm dann zugleich mit dem Ausatemzug wieder nach unten. Richten Sie sich zugleich mit dem nächsten Einatemzug wieder gerade auf. Sitzen Sie dann entspannt und locker.

Üben Sie anschließend in gleicher Weise mit der Dehnung der rechten Körperseite.

Sitzen Sie dann ganz ruhig und entspannt. Stellen Sie sich eine angenehme Naturszene, z.B. einen Urlaubsort vor. Genießen Sie, was Sie dort um sich herum sehen, hören, fühlen und riechen. Vielleicht durchwärmt Sie die Sonne angenehm. Genießen Sie für einige Zeit die angenehmen Eindrücke.

Kommen Sie dann zurück, indem Sie sich dehnen, räkeln und strecken.

9.3.20 Schulterblätter nach hinten anspannen

Sitzen Sie locker entspannt und mit gerade aufgerichtetem Oberkörper.

Balancieren Sie den Kopf auf der Wirbelsäule wie einen Ball auf einer Stange.

Ziehen Sie beim Einatmen beide Schultern nach hinten. Die Schulterblätter nähern sich bei dieser Bewegung einander. Ebenso wird die Brustwirbelsäule etwas aufgerichtet. Lassen Sie beim Ausatmen die Schultern wieder locker.

Üben Sie 2–3 Minuten lang in dieser Weise. Sitzen Sie anschließend locker und gerade und lassen Sie den Atem frei fließen.

Heben Sie nun die Arme in die Waagerechte und beugen Sie in dieser Stellung die Unterarme nach oben, so daß beide Ober- und Unterarme zusammen gesehen eine U-Form bilden. Die Handflächen weisen nach vorne. Ziehen Sie in dieser Stellung die Schultern und Ellbogen mit dem Einatmen ganz sanft nach hinten, so daß sich die Schulterblätter einander nähern.

Lassen Sie beim Ausatmen die Muskelspannung etwas nach, so daß die Schultern und Ellbogen wieder etwas nach vorne zurückfedern.

Spüren Sie die verschiedenen Körperregionen noch einmal durch und stellen Sie fest, ob Sie jetzt lockerer als zuvor atmen. Wie fühlt sich dieser Zustand innerlich an?

Spüren Sie ein wenig nach. Hören Sie ein wenig in sich hinein. Lassen Sie angenehme innere Bilder auftauchen. Beenden Sie die Übung mit Dehnen, Räkeln und eventuell auch Gähnen, wenn es von selbst kommt.

9.3.21 Qigong-Atmung im Sitzen

Sitzen Sie breitbeinig auf einem Hocker. Achten Sie darauf, daß die Hüftgelenke weiter vom Boden entfernt sind als die Kniegelenke. Richten Sie Ihren Rücken gerade auf und achten Sie gleichzeitig darauf, daß die Haltemuskulatur des Rückens locker ist. Atmen Sie in Ihrem eigenen Rhythmus und lassen Sie den Atem frei fließen.

Verschränken Sie Ihre Finger, und legen Sie die Hände mit den Handflächen nach oben geöffnet unterhalb des Nabels mit den Handkanten an Ihren Bauch.

Stellen Sie sich vor, Ihr Unterbauch sei ein großer Ballon, der sich mit dem Einatmen ausdehnt und mit dem Ausatmen kleiner wird. Atmen Sie in dieser Weise 1–2 Minuten.

Lassen Sie den Bauch ganz locker, und spüren Sie für einige Atemzüge nach, wie Sie sich fühlen. Welche inneren Bilder tauchen auf, wenn Sie die Augen schließen? Welche Erfahrungen machen Sie sonst noch?

Heben Sie nun gleichzeitig mit dem Einatmen die gefalteten Hände (Handflächen weiterhin nach oben gewendet) bis zur Mitte des Brustbeins hoch und stellen Sie sich vor, daß sich Ihr ganzer Unterkörper wie ein Zelt weitet, so wie sich jetzt auch die Ellbogen auseinanderbewegen.

Wenden Sie mit dem Beginn des Ausatmens die Handflächen nach unten. Die Finger sind weiter verschränkt. Stellen Sie sich vor, Sie schieben die Atemluft nach unten aus dem Körper heraus in den Boden hinein, während sich das gedachte Zelt wieder zusammenfaltet. Strecken Sie nun mit dem Einatmen die weiterhin gefalteten Hände nach vorn und heben Sie sie nach oben über den Kopf. Die Arme werden dabei gestreckt. Wenden Sie die Handflächen nach oben. Stellen Sie sich vor, Sie schieben den Himmel ein wenig weiter nach oben und atmen dabei tief ein.

Beugen Sie beim Ausatmen die Ellbogen und senken Sie die gefalteten Hände in Richtung zum Kopf. Lassen Sie nach dem Ausatmen eine kleine Pause entstehen und schieben Sie dann die Hände mit dem Einatmen zugleich wieder nach oben. Stellen Sie sich vor, Sie schieben den Himmel ein wenig weiter nach oben. Lassen Sie mit dem nächsten Atemzug wieder die gefalteten Hände zum Kopf heruntersinken (Handflächen weiter nach oben gewendet) und schieben Sie sie danach mit dem Einatmen wieder nach oben. Diese Bewegung erfolgt insgesamt 4mal.

Lösen Sie die Hände anschließend und führen Sie sie mit dem Ausatmen zugleich nach seitlich und unten, während Ihre Hände eine große Wolke oder eine große Baumkrone umfassen und von außen berühren. Legen Sie die Hände in den Schoß.

Machen Sie eine kleine Pause, in der Sie gerade aufgerichtet und gleichzeitig locker sitzen. Geben Sie ganz bewußt Ihr Gewicht an die Unterlage ab. Sitzen Sie mit geschlossenen Augen und lassen Sie innere Bilder auftauchen. Vielleicht erleben Sie das innere Bild des Baumes oder der Wolke, die Sie sich vorgestellt haben.

Wie fühlt sich Ihr Körper an? Welche Gedanken gehen Ihnen durch den Kopf? Wie fühlen Sie sich? Hören Sie ein wenig in sich hinein. Ist es so, daß Sie auf Ihre Umgebung im Raum achten, oder ist sie ganz zurückgetreten und weniger wichtig geworden? Sind Sie jetzt ganz bei sich selbst?

Kommen Sie aus dieser Übung zurück, indem Sie sich nach Herzenslust dehnen, strecken, räkeln und vielleicht auch gähnen, wenn der Impuls dazu von selbst entsteht.

9.3.22 In einen großen Ball atmen

Übungsphase I

Sitzen Sie breitbeinig auf einem Hocker. Die Hüftgelenke sollten etwas weiter vom Boden entfernt sein als die Kniegelenke. Die Fersen und das Sitzbein sollten von oben gesehen ein gleichseitiges Dreieck bilden.

Legen Sie die Hände in den Schoß. Atmen Sie ein und stellen sich vor, der Bauch, das Becken und vielleicht auch die Oberschenkel und möglicherweise sogar die Unterschenkel und Füße werden von einem großen weichen Ball umfaßt, der sich beim Einatmen mit Luft füllt und mit dem Ausatmen wieder in die Ausgangsstellung zurücksinkt. Wie groß ist der Ball? Welche Körperteile werden von ihm eingehüllt? Hat die Luft, die den Ball füllt, eine besondere Farbe? Ist der Ball von einem besonderen Licht erfüllt?

Übungsphase II

Heben Sie beim Einatmen die Arme seitlich nach außen und oben an und stellen Sie sich vor, Sie umfassen einen großen Ball, der den Oberkörper, den Bauch, vielleicht auch Kopf und Beine umschließt. Atmen Sie tief in diesen Ball hinein, bis er sich zur ganzen Größe ausgedehnt hat und sanft angespannt wird. Stellen Sie sich dann vor, daß Sie die ganze Luft wieder aus dem Ball heraussinken lassen. Die Arme sinken wieder nach unten. Legen Sie die Hände zum Abschluß der Bewegung in den Schoß. Bleiben Sie mit dem Oberkörper locker aufgerichtet.

Spüren Sie die verschiedenen Körperregionen noch einmal durch und stellen Sie fest, ob Sie jetzt lockerer als zuvor atmen. Wie fühlt sich dieser Zustand innerlich an?

Spüren Sie ein wenig nach. Hören Sie ein wenig in sich hinein. Lassen Sie angenehme innere Bilder auftauchen. Beenden Sie die Übung mit Dehnen, Räkeln und eventuell auch Gähnen, wenn es von selbst kommt.

9.3.23 Übungen mit Lippenbremse

Sitzen Sie locker und gerade aufgerichtet. Die Hände liegen locker im Schoß.

Lassen Sie mit dem Ausatmen Kopf und Schultern leicht nach vorne und unten sinken. Die Lippen sind locker geschlossen, und die Wangen werden von der Ausatemluft leicht ausgedehnt. Die Luft sinkt locker zwischen den Lippen nach außen. Ein Konsonant oder Mischlaut zwischen einem stimmlosen F und einem weichen W entsteht.

Lassen Sie am Ende des Ausatmens eine kleine Pause entstehen und beginnen Sie dann durch die Nase wieder einzuatmen und sich aufzurichten. Sitzen Sie ohne die Rückenmuskeln anzuspannen gerade und gleichzeitig locker aufrecht.

Der Rücken ist gerade und ist von selbst aufgerichtet. Die einzelnen Wirbel stehen übereinander wie eine aus einzelnen Bauklötzen aufgeschichtete Säule. Der Kopf balanciert auf dieser Säule wie ein Ball auf einer Stange. Verweilen Sie in dieser Stellung für einige Atemzüge.

Atmen Sie in dieser Stellung durch die Nase ein. Bleiben Sie gerade aufgerichtet und atmen Sie nun mit lockerer Lippenbremse wieder aus.

Lassen Sie dann wieder beim Ausatmen gleichzeitig Schultern und Kopf langsam nach vorn sinken. (Menschen mit Asthma und Lungenemphysem sollen nur den folgenden Teil dieser Übung ausführen.)

Sitzen Sie gerade und mit lockeren Rückenmuskeln. Atmen Sie durch die Nase ein. Lassen Sie die Einatembewegung stufenlos in die Ausatemübung übergehen. Die Lippen sind zunächst locker geschlossen. Die Wangen werden von der Atemluft ausgedehnt, und die Luft sinkt locker zwischen den Lippen nach außen. Sie können durch leichte Veränderung der Anspannung Ihrer Lippen entweder ein stimmloses scharfes F oder ein weiches W formen. Probieren Sie auch verschiedene Zwischenformen aus. Stellen Sie nun fest, mit welcher Lippenstellung Sie am leichtesten ausatmen können.

Nehmen Sie wahr, wie sich der Brustkorb mit dem Einatmen ausdehnt und beim Ausatmen von selbst in die Ausgangsstellung zurücksinkt.

Atmen sie möglichst locker und entspannt weiter und achten Sie darauf, wie Sie durch kleine Veränderungen z.b. in der Stellung Ihres Kopfes oder Ihrer Schultern, Ihren Rücken noch mehr entspannen können. Geht der Ausatemvorgang jetzt noch sanfter vor sich?

Schließen Sie die Augen. Lassen Sie jetzt ein angenehmes inneres Bild auftauchen. Hören Sie ein wenig in sich hinein. Wie fühlen Sie sich?

Kommen Sie anschließend aus der Übung zurück, indem Sie sich dehnen, räkeln und vielleicht auch Gähnen zulassen, wenn es von selbst entsteht.

9.3.24 Ballon aufblasen (vor dem Körper)

Sitzen Sie locker und gerade aufgerichtet. Hacken und Sitzbein bilden von oben gesehen ein gleichseitiges Dreieck. Die Arme liegen gekreuzt locker auf der Brust. Beginnen Sie mit dem Ausatmen. Stellen Sie sich vor, mit dem Einatmen füllt sich ein riesengroßer Ballon, der den ganzen Brustkorb und die Region vor und seitlich von Ihrem Rumpf auffüllt. Während Sie einatmen, führen Sie die Arme in Schulterhöhe nach vorne und außen. Stellen Sie sich vor, Sie würden den großen Ballon umfassen, während er beim Einatmen immer größer wird. Führen Sie die Arme nach seitlich außen und stellen Sie sich vor, Sie würden mit den Armen und den gespreizten Fingern am Ende des Einatmens einen riesengroßen Ballon von vielleicht 200 oder sogar 300 cm Durchmesser halten.

Beim Ausatmen sinkt dieser Ballon wieder locker in sich zusammen. Führen Sie die Arme in Schulterhöhe nach innen und legen Sie sie zum Schluß dieser Bewegung von vorne gekreuzt an den Brustkorb an.

Hat die Luft, die der Ballon enthält, eine bestimmte Farbe oder ein bestimmtes Licht? Wie fühlen Sie sich? Was geht sonst noch in Ihnen vor, wenn Sie diese Übung durchführen?

Führen Sie diese Bewegungen 6–8mal durch.

Legen Sie die Hände anschließend locker in den Schoß und bleiben Sie dabei weiter gerade aufgerichtet.

Spüren Sie nach, schließen Sie die Augen. Welche inneren Bilder tauchen auf, welche Gefühle nehmen Sie wahr? Hören Sie ein wenig in sich hinein.

Kommen Sie dann wieder aus der Übung zurück, indem Sie sich dehnen, räkeln und strecken.

9.3.25 Großer Luftballon, der sich nach oben ausdehnt

Sitzen Sie locker und entspannt breitbeinig auf Ihrem Hocker. Achten Sie darauf, daß Sie gerade aufgerichtet sind. Die Wirbelsäule soll gerade sein und der Kopf auf der Wirbelsäule wie ein Ball auf einer Stange balancieren.

Heben Sie beim Einatmen den rechten Arm gestreckt nach außen oben bis hinter den Kopf an und stellen Sie sich vor, daß Sie in Ihrem Arm und mit den gespreizten Fingern einen riesengroßen Luftballon halten, der sich beim Einatmen füllt und beim Ausatmen wieder locker zusammensinkt. Führen Sie während der Ausatembewegung den rechten Arm wieder in den Schoß zurück. Sie können sich vorstellen, daß die ganze rechte Körperhälfte, vielleicht auch teilweise die linke Körperhälfte sowie der ganze Raum, den Sie mit dem rechten Arm erreichen können, von diesem Luftballon ausgefüllt wird. Vielleicht wird auch noch zusätzlich ein wenig mehr Raum um Sie herum von diesem Luftballon erreicht. Nehmen Sie den Atemvorgang mit geschlossenen Augen wahr. Wie groß ist der beatmete Raum geworden, den Sie innerlich wahrnehmen. Welche Qualitäten hat die Luft, die Sie in den Luftballon eingeatmet haben? Ist Sie frisch und kühl? Hat Sie ein bestimmtes Licht, eine bestimmte Farbe? Was erleben Sie innerlich sonst noch?

Nachdem Sie diese Übung 4–8mal ausgeführt haben, machen Sie eine kleine Pause. Spüren Sie nach, welchen Unterschied Sie zwischen der linken und der rechten Seite spüren. Achten Sie mit geschlossenen Augen auf innere Bilder, Gedanken und weitere Wahrnehmungen.

Wie fühlen Sie sich, was nehmen Sie sonst noch alles wahr?

Üben Sie dann auch mit der linken Seite.

Üben Sie einige Atemzüge lang mit beiden Seiten.

Schließen Sie die Augen. Spüren Sie nach. Welche inneren Bilder tauchen auf, welche Gefühle?

(Anmerkung: Diese Übung kann in gleicher Weise auch im Liegen ausgeführt werden.)

Balancieren Sie den Kopf locker auf der Wirbelsäule wie auf einer Stange. Wenn Sie möchten, dehnen und räkeln Sie sich noch ein wenig im Sitzen durch. Schließen Sie vielleicht kurz die Augen um festzustellen, welche Dehn- und Räkelbewegungen Sie jetzt brauchen.

9.3.26 Korb/Ballon mit Luft füllen

Sitzen Sie breitbeinig, locker und gerade aufgerichtet auf Ihrem Hocker. Achten Sie darauf, daß die Wirbelsäule gerade ist, und daß der Kopf auf der Wirbelsäule wie ein Ball auf einer Stange balanciert.

Die Hände liegen zunächst im Schoß. Wir üben zuerst mit der rechten Seite. Bewegen Sie den rechten Arm mit gespreizten Fingern nach rechts außen unten und hinten so als würden Sie einen Beutel oder Korb im Arm halten, der sich zugleich mit dem Einatmen ausdehnt und mit Luft füllt. Sie können sich vorstellen, daß der Beutel oder Korb im Bereich Ihrer rechten Körperseite den mittleren und unteren Brustkorb, den Bauch, das Becken und vielleicht die Beine sowie auch den Raum um Sie herum umfaßt. Atmen Sie tief ein und lassen Sie den Korb sich mit Luft füllen. Während Sie ausatmen und der Korb oder Ballon wieder zusammensinkt, bewegen Sie den Arm wieder in die Ausgangsstellung zurück und legen ihn wieder in den Schoß.

Führen Sie diese Übung 4–8mal aus und spüren dann mit geschlossenen Augen nach, wie Sie sich fühlen, welche inneren Bilder und Gedanken auftauchen, und welche sonstigen Wahrnehmungen vorhanden sind.

Üben Sie anschließend auch mit der linken Seite 4–8mal.

Schließen Sie die Augen, spüren Sie nach. Welche inneren Bilder tauchen auf, welche Gefühle?

Kommen Sie dann zurück, indem Sie sich dehnen, räkeln und strecken.

9.3.27 Rumpf nach vorne sinken lassen, Rumpf nach oben strecken

Sitzen Sie breitbeinig. Richten Sie den Rücken gerade auf und sitzen Sie möglichst locker. Balancieren Sie den Kopf locker auf der Wirbelsäule wie auf einer Stange. Wenn Sie möchten, dehnen und räkeln Sie sich noch ein wenig im Sitzen durch. Schließen Sie vielleicht kurz die Augen um festzustellen, welche Dehn- und Räkelbewegungen Ihnen jetzt noch gut tun würden.

Nehmen Sie nun die Hände in den Nacken und verschränken Sie die Finger. Lassen Sie den Kopf nach vorne sinken und erleben Sie, wie der Nacken und die Rückenmuskulatur vom Gewicht der Arme und des Schultergürtels gedehnt werden. Atmen Sie dabei aus und lassen Sie den Kopf, die Schultern, die Arme und auch den Brustkorb ein wenig nach vorne sinken, so wie es für Sie noch angenehm ist. Heben Sie anschließend den Oberkörper und den Kopf wieder an und atmen Sie dabei ein, bis Sie sich wieder ganz aufgerichtet haben. Führen Sie in dieser Stellung mit dem ganzen Oberkörper eine leichte Streckung aus, während Sie tief einatmen.

Verweilen Sie einen kurzen Moment in der maximalen Einatmungsstellung und erspüren Sie, wie und wo sich der Körper mit dem Einatmen zugleich ausgedehnt hat.

Lassen Sie dann den Oberkörper sanft wieder nach vorne sinken und vom Gewicht der Arme, des Kopfes, des Nackens und Schultern den Rücken sanft dehnen, während Sie ausatmen.

Führen Sie diese Atembewegungen etwa 8mal aus.

Sitzen Sie anschließend locker und gerade aufgerichtet. Legen Sie die Hände in den Schoß. Schließen Sie die Augen und lassen Sie ein angenehmes inneres Bild auftauchen. Stellen Sie sich beispielsweise einen schönen Urlaubsort vor und nehmen Sie wahr, was Sie dort um sich herum sehen, hören und fühlen. Nehmen Sie die Luft wahr. Vielleicht gibt es angenehmen Blumenduft, oder Sie riechen frische Meeresluft. Möglicherweise haben Sie ein schmackhaftes Getränk vor sich, das Sie z.B. mit einem Strohhalm trinken. Stellen Sie sich das angenehme Erlebnis mit allen Sinnen ganz bewußt vor. Lassen Sie den Atem frei, locker und entspannt fließen.

Nachdem Sie noch ein wenig genossen haben, beenden Sie die Übung, indem Sie sich dehnen, räkeln und strecken. Lassen Sie auch Gähnen zu, wenn der Impuls von selbst kommt.

9.3.28 Atembewegung mit den Ellbogen begleiten

Sitzen Sie aufrecht und gleichzeitig locker auf Ihrem Stuhl. Schließen Sie vielleicht kurz die Augen, um festzustellen, welche Dehn- und Räkelbewegungen jetzt angenehm und entspannend wären. Führen Sie diese Bewegungen aus.

Nehmen Sie nun die Hände in den Nacken und verschränken Sie die Finger. Beide Ellbogen zeigen nach vorne. Bewegen Sie beim Einatmen nun den rechten Ellbogen nach rechts außen und dehnen Sie dadurch den

Brustkorb. Bringen Sie mit dem Ausatmen den Ellbogen wieder nach innen. Sitzen Sie in dieser Stellung weiterhin aufrecht und möglichst locker. Führen Sie die Bewegung mit dem rechten Ellenbogen etwa 8 Atemzüge lang aus. Legen Sie anschließend die Hände in den Schoß. Spüren Sie nach, welche Unterschiede Sie zwischen der linken und der rechten Seite feststellen. Ist die rechte Seite vielleicht größer und weiter geworden? Ist Sie lockerer? Ist die rechte Körperhälfte leichter, besser durchblutet? Ist nur der Brustkorb, oder sind auch andere Bereiche der rechten Körperhälfte unterschiedlich zur linken? Nehmen Sie alles bewußt wahr.

Verschränken Sie nun erneut die Hände im Nacken und führen die Übung durch, indem Sie den linken Ellbogen während des Einatmens nach außen bewegen und dadurch die linke Brustkorbseite dehnen. Führen Sie die gleiche Atembewegung auch auf der linken Seite etwa 8mal durch.

Spüren Sie anschließend nach. Legen Sie nun die Arme wieder in den Schoß. Hören Sie in sich hinein. Lassen Sie innere Bilder auftauchen. Wie fühlen Sie sich?

Verschränken Sie erneut die Finger hinter dem Nacken. Die Ellbogen zeigen wieder nach vorne. Führen Sie nun zugleich mit dem Einatmen beide Ellbogen seitlich nach außen und dehnen Sie auf beiden Seiten Schultern und Brustkorb. Beim Ausatmen kommen die Ellbogen wieder nach innen und weisen zum Ende des Ausatmens wieder nach vorne. Führen Sie auch diese Atembewegung insgesamt etwa 8mal durch. Legen Sie dann die Hände wieder in den Schoß und erleben Sie ganz bewußt, was jetzt in Ihnen vorgeht.

Schließen Sie die Augen, wenn sie nicht schon geschlossen sind. Stellen Sie sich nun eine angenehme Situation mit allen Sinnen vor. Dies kann eine entspannte Situation an einem Urlaubsort sein oder eine andere angenehme Szene oder Situation. Was sehen, was hören, was spüren Sie? Vielleicht riechen oder schmecken Sie auch etwas. Nehmen Sie alle Eindrücke bewußt wahr.

Nachdem Sie die angenehme Situation noch ein wenig genossen haben, beenden Sie die Übung, indem Sie sich dehnen, räkeln und strecken. Lassen Sie auch Gähnen zu, wenn der Impuls von selbst kommt.

9.3.29 Gesichtsentspannung, Selbstmassage, Grimassen

Sitzen Sie breitbeinig auf einem Hocker. Achten Sie darauf, daß die Hüftgelenke weiter vom Boden entfernt sind als die Kniegelenke. Verwenden Sie, falls nötig, hierzu noch eine gefaltete Decke oder ein Sitzkissen, die Sie auf die Sitzunterlage legen. Sitzen Sie gerade aufgerichtet und gleichzeitig locker.

Vorübung

Reiben Sie beide Hände kräftig gegeneinander, so als wollten Sie sie wärmen. Möglicherweise ist es besonders angenehm, zuvor die Hände in warmem Wasser zu baden. Suchen Sie die für Sie angenehmste Temperatur von ganz kalt über lauwarm bis sehr warm für sich aus.

Legen Sie die Hände anschließend mit dem Daumenballen oder dem Kleinfingerballen in die Augenhöhlen. Umgreifen Sie mit den Fingern sanft die Stirn und die Schläfen. Genießen Sie mit geschlossenen Augen für einen Augenblick die angenehme Wärme der Hände.

Wie fühlen Sie sich? Wie atmen Sie? Denken Sie gerade an etwas Angenehmes? Wenn nicht, suchen Sie sich ganz bewußt eine angenehme Vorstellung oder einen schönen Moment aus Ihrer Erinnerung. Vielleicht erleben Sie einen Moment der inneren Erfüllung und des Glücks, den Sie an einem schönen Urlaubsort erlebt haben. Welche angenehmen Bilder gehören zu diesem inneren Eindruck? Welche Klänge, Naturgeräusche hören Sie oder würden Sie gerne hören? Lassen Sie den angenehmen Eindruck intensiver werden und genießen Sie ihn ganz bewußt. Erleben Sie das innere Wohlgefühl.

9.3.30 Gesichtsentspannungsübung

Streichen Sie Ihr Gesicht mit den Händen zur Seite hin aus. Beginnen Sie am Haaransatz, und streichen Sie mit beiden Händen gleichzeitig von der Mitte nach außen. Streichen Sie anschließend über die Stirnpartie entweder mit den Fingerkuppen oder den Fingerflächen.

Streichen Sie ganz sanft mit den Fingerkuppen über die Augenbrauen. Modifizieren Sie Druck und Auflagefläche der Finger so wie es für Sie angenehm ist.

Streichen Sie anschließend vorsichtig mit den Daumenballen über die geschlossenen Augenlider. Steichen Sie ganz vorsichtig mit den Fingerkuppen über die Partie unterhalb der Augen (Jochbeingegend). Variieren Sie Druck und Auflagefläche, bis es für Sie ganz angenehm ist.

Wie fühlen Sie sich jetzt? Wie atmen Sie? Was nehmen Sie sonst noch innerlich wahr? Wenden Sie sich nochmals bewußt dem angenehmen Eindruck und den schönen inneren Bildern zu. Erleben Sie innerlich bewußt die Klänge und Geräusche, die dazugehören. Was fühlen Sie an Ihrem angenehmen Ort (sanft vorbeistreichende Luft, angenehm wärmende Sonne usw.)? Wie fühlen Sie sich?

Streichen Sie nun mit der gesamten Handfläche von der Mitte her seitlich nach außen über die Wangen. Legen Sie die Hände auch einmal fest seitlich auf die Wangen und ziehen Sie die Gesichtshaut etwas nach außen. Unterstützen Sie den Entspannungsvorgang zusätzlich durch Zusammenkneifen der Augen und des Mundes. Ziehen Sie anschließend den Mund ganz breit und schneiden Sie verschiedene Grimassen, während Sie mit Ihren Händen das Gesicht berühren.

Massieren Sie mit den Fingerknöcheln die Kaumuskulatur unterhalb des Ohres (Massetergegend, seitliche Unterkiefergegend) und die Schläfenmuskulatur. Streichen Sie anschließend mit den Fingern von der Mitte her auf der Oberlippe nach außen.

Wenn Sie möchten, können Sie mit dem Handrücken der linken Hand von der Mitte her den Mund zur linken Seite hin nach außen bis zum Ohr hin ausstreichen.

Streichen Sie anschließend mit dem Handrücken der rechten Hand von der Mitte her den Mund zur rechten Seite hin nach außen bis zum Ohr hin aus.

Massieren Sie mit dem linken Handrücken (Handgelenksgegend) sanft das rechte Ohr und bewegen es ein wenig hin und her. Führen Sie die Bewegung anschließend auch mit der rechten Hand auf dem linken Ohr durch.

Streichen Sie nun mit den Fingern die Gegend unterhalb des Mundes von innen nach außen aus und wandern Sie dabei immer weiter nach unten bis zum Kieferrand.

Wenn Sie möchten, können Sie mit den Fingerkuppen oder den Fingerflächen noch eine Klopfmassage auf verschiedenen Gegenden des Gesichtes ausüben.

Sitzen Sie locker und gleichzeitig aufrecht. Achten Sie darauf, daß der Kopf auf der Wirbelsäule wie ein Ball auf einer Stange balanciert wird, und daß die Nackenmuskulatur locker ist.

Lassen Sie nun den Atem frei fließen. Schließen Sie die Augen, falls sie nicht schon geschlossen sind und stellen Sie fest, welche inneren Bilder Sie wahrnehmen. Denken Sie noch einmal ganz intensiv an Ihren angenehmen Ort, die angenehme Szene. Lassen Sie vor Ihrem inneren Auge all das auftauchen, was es dort zu sehen gibt. Stellen Sie sich vor, Sie seien jetzt dort. Was sehen Sie um sich herum? Welche Naturgeräusche, welche Musik oder vielleicht auch Stimmen hören Sie? Sind Sie in der Sonne oder im Schatten? Hören Sie ein wenig in sich hinein. Wie fühlen Sie sich jetzt? Welche Gedanken gehen Ihnen durch den Kopf?

Strecken und räkeln Sie sich anschließend etwas. Erspüren Sie dabei, welche Bewegungen für Sie am angenehmsten sind. Wenn Sie möchten, dehnen und räkeln Sie sich. Gähnen Sie, wenn der Gähnimpuls von selbst kommt. Führen Sie vielleicht auch noch Dehnungsbewegungen im Bereich des Gesichtes (Grimassen, Mund zusammenkneifen, Mund breit ziehen, Augen zusammenkneifen und Blinzeln) aus.

Sitzen Sie noch ein wenig mit geschlossenen Augen locker und entspannt da. Wenden Sie sich wieder bewußt Ihren inneren Bildern zu. Hören und spüren Sie in sich hinein. Beenden Sie anschließend die Übung, indem Sie sich erneut dehnen, räkeln und strecken.

9.4 Atementspannungsübungen mit Betonung der Körperaktivität

Atementspannungsübungen müssen nicht unbedingt nur in Ruhe oder in Form von langsamen Bewegungen ausgeführt werden. Es ist auch möglich, durch die Ausführung aktiver, kräftiger Bewegungen anschließend Zustände der Entspannung zu erreichen.

Ganz besonders geht es bei allen Formen der Entspannung auch um eine Verbesserung der Fähigkeit zur Innenwahrnehmung und um die Verbesserung der Körperbewußtheit. Dies kann gerade auch durch aktive Atemübungen erreicht werden.

9.4.1 Atemübung mit Körperstreckung und -dehnung

Stehen Sie mit etwa schulterbreit voneinander entfernten Füßen stabil auf dem Boden. Die Knie sind ganz leicht gebeugt. Stehen Sie möglichst entspannt und locker. Strecken Sie sich. Der Rücken sollte locker und gleichzeitig gerade aufgerichtet sein.

Heben sie zugleich mit dem Einatmen die Arme nach oben. Strecken Sie die Arme weit nach oben und etwas seitlich hinter den Kopf und spreizen Sie die Finger maximal weit. Schieben Sie das Becken etwas nach vorne, so daß am Ende der Einatembewegung ein Spannungsbogen von Kopf bis Fuß entsteht, der durch den ganzen Körper geht. Beugen Sie die Knie noch ein wenig mehr. Gehen Sie am Ende des Einatemvorgangs stufenlos zum Ausatmen über und lösen Sie gleichzeitig die Dehnung des Körpers. Lassen Sie die Arme langsam nach unten sinken.

Atmen Sie anschließend wieder ein und strecken Sie die Arme wieder seitlich nach oben hinter den Kopf.

Nachdem Sie mehrere Male in dieser Weise geübt haben, beenden Sie die Übung wie folgt:

Lassen Sie beim Ausatmen den ganzen Oberkörper nach unten sinken. Gehen Sie gleichzeitig in die Knie. Umfassen Sie mit Ihren Armen am Ende des Ausatemvorgangs die Beine. Ziehen Sie sie ganz an den Brustkorb heran. Kommen Sie mit dem Einatmen wieder zum Stehen.

Führen Sie diese Übung noch ein- oder zweimal durch.

Spüren Sie dann noch für einige Zeit mit geschlossenen Augen und lokker aufgerichteter Körperposition nach. Spüren Sie ein wenig in sich hinein. Lassen Sie angenehme innere Bilder auftauchen. Was nehmen Sie sonst noch wahr?

Beenden Sie anschließend die Übung mit Strecken, Räkeln, Dehnen, Gähnen, Zusammenkneifen der Augen und Blinzeln.

9.4.2 Wasser abschütteln

Stehen Sie etwa schulterbreit. Beugen Sie die Knie ganz leicht. Bringen Sie den Körper etwas nach vorne, so daß das Hauptgewicht Ihres Körpers auf den Zehenballen und den Zehen lastet und anschließend etwas weiter nach hinten, so daß das Körpergewicht hauptsächlich auf den Hacken lastet.

Bringen Sie nun den Körper in eine Position, in der das Körpergewicht und der Druck, den Sie mit dem Fußsohlen auf den Boden ausüben, gleichmäßig verteilt ist.

Stehen Sie mit gerade aufgerichtetem und gleichzeitig lockerem Rücken. Balancieren Sie den Kopf locker auf der Wirbelsäule.

Stellen Sie sich vor, Sie hätten sich gerade die Hände gewaschen und es wäre kein Handtuch und auch kein Papier zum Abtrocknen da. Schütteln Sie das Wasser zugleich mit einem Ausatemstoß mit voller Wucht schleudernd von sich weg zum Boden.

Führen Sie zugleich mit dem Ausatmen auch Abschüttelbewegungen nach seitlich aus. Schütteln Sie dann das Wasser auch nach vorne von sich ab und atmen Sie gleichzeitig aus.

Spüren Sie dann noch für einige Zeit mit geschlossenen Augen nach. Spüren und hören Sie ein wenig in sich hinein. Lassen Sie angenehme innere Bilder auftauchen. Was nehmen Sie sonst noch wahr?

Beenden Sie anschließend die Übung dann mit Strecken, Räkeln, Dehnen, Gähnen, Zusammenkneifen der Augen und Blinzeln.

9.4.3 Strampeln

Sie benötigen zu dieser Übung eine große weiche Matte. Legen Sie sich auf diese Matte, und strecken und räkeln Sie sich gut durch.

Strampeln Sie auf Ihrer Matte liegend wie ein Baby hin und her und atmen Sie synchron mit den Bewegungen ein und aus. Ahmen Sie die Laute nach, die ein Baby von sich gibt (z.B. „Hiii").

Lassen Sie spontan verschiedene Bewegungen entstehen. Ändern Sie die Frequenz und die Intensität Ihrer Bewegungen von ganz langsam und ganz sanft, unmerklich bis zu ganz schnell und ganz kräftig.

Kommen Sie dann zur Ruhe und strecken und räkeln Sie sich noch einmal gut durch. Führen Sie die Bewegungen aus, die Ihnen jetzt guttun.

Was nehmen Sie wahr, wenn Sie ein wenig in sich hineinhören? Welche inneren Bilder tauchen auf, wenn Sie die Augen geschlossen halten? Wie fühlen Sie sich? Was nehmen Sie sonst noch wahr?

9.4.4 Pulverschnee festdrücken

Stehen Sie leicht breitbeinig und mit angedeutet gebeugten Knien. Stellen Sie sich vor, Sie seien gerade in einen großen Pulverschneehaufen hineingesprungen, in den Sie bis zum Hals eingesunken sind.

Schieben Sie, während Sie ausatmen, den lockeren Schnee mit den Händen nach außen weg, und drücken Sie ihn fest. Führen Sie dabei schnelle Bewegungen mit beiden Händen aus.

Gehen Sie in die Hocke und schieben Sie den Schnee in alle Richtungen von sich weg. Richten Sie sich langsam auf und schieben Sie mit den Händen, den Ellbogen und den Unterarmen den Schnee nach allen Seiten weg. Atmen Sie weiter zugleich mit den nach außen schiebenden Bewegungen aus.

Kommen Sie anschließend wieder in eine ruhige Position im Stehen. Stehen Sie leicht breitbeinig, leicht in den Knien gebeugt. Richten Sie den

Rücken gerade auf und achten Sie darauf, daß die Rückenmuskeln locker sind. Balancieren Sie den Kopf auf der Wirbelsäule wie einen Ball auf einer Stange.

Was geht in Ihnen jetzt vor? Welche Gedanken gehen Ihnen jetzt durch den Kopf? Welche inneren Bilder sehen Sie? Wie fühlen Sie sich? Was nehmen Sie sonst noch wahr?

Kommen Sie aus dieser Übung zurück, indem Sie sich dehnen, räkeln und strecken und Gähnen zulassen, wenn es von selbst entsteht.

9.4.5 Gewicht von Schultern entfernen

Stehen Sie etwa schulterbreit. Beugen Sie die Knie ganz leicht. Bringen Sie den Körper etwas nach vorne, so daß das Hauptgewicht Ihres Körpers auf den Zehenballen und Zehen lastet und anschließend etwas weiter nach hinten, so daß das Körpergewicht hauptsächlich auf den Hacken lastet. Bringen Sie nun den Körper in eine Position, in der das Körpergewicht und der Druck, den Sie mit den Fußsohlen auf den Boden ausüben, gleichmäßig verteilt sind. Stehen Sie mit gerade aufgerichtetem und gleichzeitig lockerem Rücken. Balancieren Sie den Kopf locker auf der Wirbelsäule.

Stellen Sie sich vor, eine schwere Last liegt auf Ihren Schultern. Sie bilden mit beiden Händen Fäuste (Daumen nicht mit den Fingern umschließen). Stoßen Sie die schwere Last mit aller Kraft von Ihren Schultern nach hinten weg. Atmen Sie während der Wegstoßbewegungen aus.

Sie können sich vorstellen, daß Sie einen Sack auf der rechten Schulter tragen und stoßende Bewegungen dorthin ausführen.

Stellen Sie sich nun vor, Sie hätten einen Sack auf der linken Schulter. Führen Sie die entsprechenden Bewegungen nach links aus.

Stellen Sie sich vor, Sie hätten ein Gewicht auf beiden Schultern liegen. Stoßen Sie es zugleich mit dem Ausatmen kraftvoll nach hinten weg.

Kommen Sie anschließend wieder in eine entspannte Haltung im Stehen zurück. Stehen Sie leicht in den Knien gebeugt. Richten Sie den Rücken gerade auf und balancieren Sie den Kopf locker auf der Wirbelsäule. Wenn Sie möchten, können Sie auch eine angenehme Liegeposition aufsuchen.

Was geht jetzt in Ihnen vor? Wie nehmen Sie jetzt Ihren Körper wahr? Welche Gedanken gehen Ihnen durch den Kopf? Welche inneren Bilder tauchen auf? Wie fühlen Sie sich? Was nehmen Sie sonst noch wahr?

9.4.6 Durchschütteln des Körpers über die Atembewegung

Stehen oder sitzen Sie in lockerer Körperhaltung. Lassen Sie den Unterkiefer hängen, so daß der Mund locker geöffnet bleibt. Führen Sie lockere, hechelnde Atembewegungen aus wie ein Langstreckenläufer oder wie ein Hund, der beim Laufen hechelt. Achten Sie darauf, den Körper möglichst locker zu lassen und verändern Sie die Intensität und die Atemfrequenz ganz leicht, bis Sie den Eindruck haben, daß Ihre Bauchorgane und vielleicht noch weitere Körperteile locker durchgeschüttelt werden.

Lassen Sie die Schultern locker hängen und federn Sie, wenn Sie die Übung im Stehen ausführen, leicht in den Knien. Versuchen Sie dieses Federn später noch weiter zu verstärken, so daß insgesamt ein Gefühl entsteht, als säßen Sie im Sattel auf einem schnell dahintrabenden Pferd. Führen Sie diese Übung 15–30 Sekunden lang durch. Ruhen Sie sich anschließend aus, indem Sie die Ausatembewegung wieder ganz lang werden lassen und sich gleichzeitig schwer in den Boden hineinsinken lassen, so daß Ihre Muskeln mit jedem Ausatemzug immer lockerer werden.

Spüren Sie jetzt nach, wie Sie sich fühlen. Schließen Sie die Augen und achten Sie darauf, welche inneren Bilder Sie wahrnehmen. Was nehmen Sie sonst noch wahr?

9.4.7 Hände zu Fäusten schließen, ausatmen, aufstampfen

Atmen Sie ein und heben Sie währenddessen die leicht angebeugten Arme bis in Schulterhöhe. Die Hände sind locker zu Fäusten geschlossen.

Während Sie ausatmen, spannen Sie die Fäuste allmählich fester an. Die Daumen liegen den geschlossenen Fingern außen an. Führen Sie die gebeugten Arme und die Fäuste nach unten und spannen Sie am Ende des Ausatmens die Fäuste und alle Muskeln des Körpers ganz fest an. Die Fäuste sollen hierbei etwa in Nabelhöhe gehalten werden. Stampfen Sie bei dieser Bewegung zunächst am Ende des Ausatmens mit der rechten Fußsohle fest auf.

Beugen Sie beim Einatmen das rechte Knie und heben Sie das rechte Bein etwas an. Stampfen Sie beim Ausatmen wieder fest auf und spannen Sie, wenn die Fußsohle auf dem Boden auftrifft, den ganzen Körper für einen kurzen Moment an.

Wenn Sie möchten, können Sie jetzt ausprobieren, ob und wie sich Ihr Gleichgewicht verbessert hat. Stehen Sie auf dem rechten Bein. Das Knie sollte leicht angebeugt sein. Heben Sie das linke Bein hoch und probieren

Sie aus, wie gut Sie Ihr Gleichgewicht halten können. Vergleichen Sie Ihre Fähigkeit zum Gleichgewicht halten mit dem Zustand vor der Übung. Üben Sie anschließend auch mit der linken Fußsohle.

Spüren Sie jetzt nach, wie Sie sich fühlen. Schließen Sie die Augen und achten Sie darauf, ob Sie innere Bilder wahrnehmen. Was nehmen Sie sonst noch wahr?

9.5 Atementspannungsübungen im Liegen

9.5.1 Atemspürübung im Liegen

Legen Sie sich lang ausgestreckt bequem auf die Unterlage. Die Arme liegen ausgestreckt seitlich neben dem Körper. Die Handflächen liegen zunächst der Unterlage zugewendet. Vielleicht möchten Sie sich noch etwas strecken und dehnen. Lassen Sie sich Zeit dafür. Vielleicht haben Sie jetzt den Impuls zu gähnen. Folgen Sie diesem Impuls. Achten Sie auch im weiteren auf spontane Bedürfnisse Ihres Körpers, z.B. nach Lageveränderung, nach tiefem Luftholen oder nach Gähnen oder Strecken.

Spüren Sie das Gewicht Ihres Körpers auf der Unterlage. Spüren Sie, welche Stellen Ihres Körpers mit der Unterlage in Berührung kommen und wie stark der Druck auf die Unterlage ist.

Vielleicht möchten Sie Ihre Wirbelsäule noch mehr strecken. Beugen Sie dazu die Knie und ziehen Sie die Füße an den Körper heran. Stellen Sie die Füße auf die Unterlage auf. Heben Sie das Becken an und ziehen Sie es etwas weiter fußwärts. Legen Sie anschließend wieder die Füße ab. Sie werden bemerken, daß die Wirbelsäule beim Ablegen der Beine noch zusätzlich weiter gestreckt und gedehnt wird. Beobachten Sie, nehmen Sie wahr, wie der Atem auch die Beckengegend erreicht und den Beckenboden beim Einatmen nach unten ausdehnt. Nehmen Sie wahr, wie der Beckenboden beim Ausatmen wieder zurückfedert. Lassen Sie nach dem Ausatmen eine kleine Pause entstehen und stellen Sie fest, ob und wie stark die Einatembewegung von selbst erfolgt. Warten Sie auf den Einatemzug. Seien Sie lediglich als Beobachter anwesend, während Ihr Körper von selbst einatmet.

Sie können sich bei dieser Übung noch weiter unterstützen, indem Sie jetzt eine Hand auf den Rippenbogen (Magengegend) und die andere Hand auf den Unterbauch legen (etwa so, daß der Daumen im Nabel liegt). Achten Sie hierbei wieder besonders auf den Beckenboden sowie auch auf einen Punkt etwa eine Handbreit unterhalb des Nabels.

Lassen Sie mit der Ausatembewegung Ihren Körper immer mehr fallen, die Muskeln immer lockerer werden und lassen Sie bei jedem Ausatemzug noch ein wenig mehr Atemluft aus sich heraussinken. Sie werden vielleicht überrascht sein, wie tief man ausatmen kann, wie locker die Muskeln werden können und wie tief man mit seinem Körper in die Unterlage einsinken kann. Geben Sie Ihr Körpergewicht ganz an die Unterlage ab. Vielleicht fühlt es sich jetzt schon so an, als würden Sie den Boden ein wenig nach unten eindrücken.

Beobachten Sie Ihren Atem. Spüren Sie, wie sich Bauch und Brustkorb ausdehnen, wie die Einatembewegung stufenlos in die Ausatembewegung übergeht, der Atem wieder aus Ihnen heraussinkt und wie Sie sich gegen Ende der Ausatembewegung immer weiter fallen lassen können. Vielleicht hören Sie die eigene Atembewegung ähnlich wie einen sanften Sommerwind, der kommt und geht. Vielleicht erleben Sie den Atem als ein weißes Licht, das Sie in sich eindringen lassen und das wieder aus Ihnen herausströmt.
Liegen Sie noch ein wenig mit geschlossenen Augen locker auf Ihrer Unterlage und lassen Sie angenehme innere Bilder, beispielsweise von einem schönen Urlaubsort, auftauchen und stellen Sie sich vor, was Sie dort sehen, hören, fühlen und was Sie sonst noch wahrnehmen.

Kommen Sie dann wieder zurück, indem Sie sich strecken, räkeln, dehnen, vielleicht Gähnen zulassen, wenn der Impuls dazu von selbst kommt. Führen Sie alle Bewegungen und Dehnungen aus, die Sie jetzt als angenehm empfinden.

9.5.2 ZEN–Übung im Liegen

Schließen Sie die Augen, und stellen Sie sich (ohne Schuhe) auf die Matte oder Ihre weiche Unterlage und strecken und dehnen Sie Ihren Körper genüßlich durch. Möglicherweise möchten Sie auch etwas gähnen. Gähnen Sie so intensiv und so lange Sie möchten.
Legen Sie sich nun auf die Matte oder Ihre weiche Unterlage, und suchen Sie sich eine bequeme Liegeposition (in Rückenlage). Strecken und dehnen Sie sich erneut nach Herzenslust durch, etwa wie eine Katze nach dem ersten und vor dem zweiten Mittagsschlaf. Lassen Sie sich Zeit für diesen Vorgang. Schließen Sie die Augen.

Legen Sie nun die Arme auf der Unterlage ab. Die Hände liegen neben den Oberschenkeln. Lassen Sie sich los. Lassen Sie sich locker auf die Unterlage sinken. Geben Sie ihr Gewicht mehr und mehr an die Unterlage ab. Lassen Sie sich zu Beginn des Ausatmens in den Schultern los.

Stellen Sie sich vor, Sie würden in einer riesig großen flachen Schale liegen. Stellen Sie sich vor, daß Sie sich jetzt immer weiter in diese Schale hineinsinken lassen und Ihr Gewicht mehr und mehr an die Unterlage abgeben. Lassen Sie Atemzug für Atemzug Ihren Körper mehr und mehr in die Unterlage einsinken. Stellen Sie sich vor, daß Sie Atemzug für Atemzug immer lockerer werden und immer mehr vom Gewicht Ihres Körpers an die Unterlage abgeben und sich in die Unterlage hineinsinken lassen.

Lassen Sie nach dem Ausatemvorgang eine kleine Pause entstehen. Stellen Sie fest, ob der Einatemimpuls von selbst entsteht. Vielleicht erfolgt die Einatembewegung mehr und mehr von selbst und ohne daß Sie willentlich etwas dazu beitragen müssen.

„Es" atmet mich von selbst, ich brauche nichts dazu zu tun.

Stellen Sie fest, mit welchem Gefühlszustand dieses Loslassen und Geschehenlassen verbunden ist. Welche Bilder tauchen in Ihnen auf? Welche Erinnerungen vielleicht an einen angenehmen Ort nehmen Sie jetzt wahr? Schließen Sie die Augen, spüren und hören Sie in sich hinein.

Nehmen Sie den Beckenboden wahr, wie er sich mit der Einatembewegung nach unten zu den Füßen hin ausdehnt und eine leichte Spannung aufnimmt und wie er mit der Ausatembewegung wieder zurückfedert.

Versuchen Sie, diese Erlebnisqualität mit Worten für sich zu beschreiben. Können Sie mit Ihrem Erleben ähnliche Begriffe verbinden wie: „Ort der Ruhe und der Kraft", „Ganz-bei-sich-Sein", „In seiner eigenen Mitte ruhen", „frei fliegen?" Oder sind ganz andere Erlebnisqualitäten bei Ihnen angesprochen worden?

Stellen Sie fest, ob Sie die Atembewegung als ein Sich-Ausdehnen und wieder Zurücksinken des Körpers erleben. An welchen Stellen dehnt sich der Körper aus? Kommt es Ihnen so vor, als würde die Ausatemluft im Bereich des Beckens, des Oberschenkels oder in die Unterschenkel, die Füße aus dem Körper ausströmen?

Nehmen Sie wahr, wie der Brustkorb sich mit der Einatembewegung ausdehnt und zusammenzieht. Setzt sich diese Bewegung auch bis in die Schultern, Oberarme oder sogar die Unterarme und Hände fort? Erleben Sie vielleicht sogar, daß sich der gesamte Körper mit der Einatmung ausdehnt?

Ist die mit der Atmung verbundene Ausdehnung der Körperräume noch mit anderen Phänomenen verbunden? Vielleicht erleben Sie es so, als würden die Arme, die Beine oder der Kopf noch weiter sanft in die Unterlage hineinsinken, so daß es Ihnen vorkommt, als ob Sie noch unterhalb des Bodenniveaus lägen.

Sind Sie in Ihrer Vorstellung von einer leuchtenden weißen oder farbigen Hülle umgeben, die sich mit der Atembewegung verändert?

Nehmen Sie ein Magnet- oder Wärmefeld um sich herum wahr, das sich mit der Atembewegung verändert? Befinden Sie sich in einer Klangwolke, die den Körper umgibt und wie nehmen Sie die dazugehörigen Töne wahr?

Lassen Sie die einzelnen Wahrnehmungen und Wahrnehmungsqualitäten stehen, ohne sie zu kommentieren. Beobachten Sie wach und gleichzeitig absichtslos. Verändern Sie zunächst nichts. Nehmen Sie die Dinge genau wahr. Werden Sie zum wachen Beobachter. Sollten einzelne Gedanken, Bilder, Sätze, Worte oder Gefühlswahrnehmungen vor Ihrem Bewußtsein auftauchen, lassen Sie sie kommentarlos stehen. Sie brauchen die Gedanken jetzt nicht weiterzudenken und abzuschließen. Lassen Sie innere Dialoge und Kommentare einfach vor sich ablaufen ohne aktiv einzugreifen. Lassen Sie zu, daß neue Gedanken, Bilder, Worte, Kommentare vor Ihrem Bewußtsein auftauchen. Allmählich ziehen diese inneren Eindrücke wie Wolken am Horizont an Ihrem Bewußtsein vorbei. Vielleicht wird es innerlich allmählich immer ruhiger während Sie wach beobachtend, wahrnehmend und gleichzeitig immer ruhiger auf Ihrer Unterlage liegen.

Verharren Sie in diesem Zustand, solange Sie möchten. Vielleicht entsteht allmählich ein Zustand der angenehmen inneren Ruhe, Stille und Klarheit.

Rücknahme:

Wenn Sie wieder zurückkommen möchten, beginnen Sie ihren Körper wieder aktiv zu bewegen.

Bewegen Sie zuerst die Finger und Zehen, Hände und Füße, schließlich die Arme und Beine. Dehnen Sie nun die Schultern und den Nacken. Nehmen Sie Spannung in Ihrem Körper auf, indem Sie sich strecken und räkeln, wie nach einem langen erholsamen Schlaf. Gähnen Sie, wenn Sie möchten.

Setzen Sie sich, noch mit geschlossenen Augen auf. Umfassen Sie mit den Armen die Knie und ziehen Sie sie zum Brustkorb heran. Erzeugen Sie gleichzeitig eine Gegenspannung, indem Sie die Beine vom Körper wegdrücken.

Ziehen Sie Grimassen, kneifen Sie die Augen fest zusammen und blinzeln Sie anschließend ganz locker. Öffnen Sie dann die Augen. Sehen Sie sich im Raum um. Bleiben Sie zunächst noch etwas in dem Zustand, in dem Sie sich jetzt befinden. Beginnen Sie in Ihrem eigenen Rhythmus, sich nochmals zu strecken und zu dehnen. Stehen Sie dann auf und gehen Sie ein paar Schritte im Raum umher. Wenn Sie möchten, können Sie vielleicht noch etwas auf dem Boden aufstampfen oder im Stehen weitere Dehn- und Räkelbewegungen ausführen, bis Sie wieder frisch und wach ganz aus der Übung zurückgekehrt sind.

9.5.3 Strandfußball mit dem Badeball

Liegen Sie einfach am Boden. Lassen Sie Ihr Gewicht möglichst locker auf die Unterlage sinken. Lassen Sie sich möglichst schwer sein. Atmen Sie tief aus. Lassen Sie die Ausatembewegung ganz lang werden. Lassen Sie dann, wenn es geht, eine kleine Pause entstehen. Erspüren Sie, ob und wie stark der Einatemimpuls von selbst kommt. Versuchen Sie, den Beckenboden möglichst locker zu lassen, so daß er sich auch mit kleineren Atembewegungen beim Einatmen nach unten wölbt und beim Ausatmen wieder nach oben zurückfedert.

Heben Sie das rechte Bein an und beugen Sie gleichzeitig das Knie, so daß der Oberschenkel senkrecht zur Unterlage steht und der Unterschenkel etwa senkrecht zum Oberschenkel. Ziehen Sie vielleicht das Bein noch ein klein wenig weiter an. Stellen Sie sich vor, daß jetzt gleich ein großer, weicher, leichter Badeball auf Sie zugeflogen kommt. Stoßen Sie diesen Ball zugleich mit einer Ausatmung mit dem Fuß nach unten von sich weg.

Führen Sie diese Bewegung einige Male aus. Legen Sie dann das Bein wieder auf den Boden zurück und vergleichen Sie einmal zwischen dem rechten und dem linken Bein. Vielleicht kommt Ihnen das rechte Bein jetzt schwerer vor als das linke, vielleicht auch ein bißchen länger, auch ein bißchen weiter in den Boden, in die Unterlage eingesunken. Vielleicht machen Sie auch ganz andere Feststellungen. Achten Sie besonders auf Gedanken, die Ihnen jetzt gerade zufällig kommen, oder innere Bilder, die Ihnen begegnen, wenn Sie die Augen schließen, oder vielleicht auch Töne, Musik und Naturklänge, die Sie innerlich wahrnehmen.
Üben Sie nun auch mit dem linken Bein.
Lassen Sie anschließend eine kleine Pause entstehen. Hören Sie in sich hinein. Lassen Sie innere Bilder auftauchen. Wie fühlen Sie sich?

Kommen Sie anschließend zurück, indem Sie sich dehnen, räkeln, strecken und auch Gähnen zulassen, wenn es von selbst kommt. Räkeln Sie insbesondere auch Nacken und Schultern durch und kommen Sie ganz zurück.

9.5.4 Beckenbodenentspannung

Liegen Sie ruhig und entspannt auf Ihrer Unterlage. Nehmen Sie eine angenehme Liegeposition ein.

Spannen Sie die Gesäßmuskeln fest an und halten Sie diese Spannung für 3–5 Sekunden. Lassen Sie sie dann los.

Wie verändert sich jetzt Ihre Atmung? Atmen Sie tiefer in den Bauch? Ist der Beckenboden locker? Wölbt er sich mit dem Einatmen nach unten und federt er mit dem Ausatmen wieder nach oben zurück? Wie fühlt sich das an? Was nehmen Sie noch wahr?

Führen Sie die Übung nochmals aus.

Spannen Sie die Gesäßmuskeln jetzt ganz fest an. Die gespannten Beckenmuskeln heben den Körper etwas vom Boden ab. Lassen Sie die Muskeln ganz hart werden. Halten Sie die Spannung eine Weile. Vielleicht können Sie jetzt noch fester anspannen. Lassen Sie dann augenblicklich wieder los.

Achten Sie nun darauf, wie Sie die Beckenregion wahrnehmen. Was geht sonst noch in Ihnen vor? Es kann gut sein, daß es Ihnen so vorkommt, als sei der Beckenbereich jetzt etwas schwerer geworden. Vielleicht haben Sie die Vorstellung, Sie seien mit Ihrer Beckenregion etwas mehr in den Boden eingesunken. Vor allem gelingt es jetzt möglicherweise besser als vorher, den Beckenboden ganz locker zu lassen und zu spüren, wie er sich mit der Atembewegung zugleich nach unten verschiebt und beim Ausatmen wieder nach oben zurückfedert.

Welche Gefühlszustände löst das aus? Stellen Sie eine besondere Leichtigkeit, ein Ganz-bei-sich-selbst-Sein, ein innerliches Ruhig-Werden oder etwas Ähnliches fest?

Spüren Sie jetzt erneut nach, hören Sie in sich hinein und stellen Sie fest, ob und welche inneren Bilder auftauchen.

Strecken Sie die Zehen ganz weit nach unten, vom Kopf weg. Beugen Sie die Zehen und lassen Sie die Unterschenkelmuskeln ganz hart werden, indem Sie die Füße nach unten strecken.

Strecken Sie gleichzeitig die Knie, so daß die Oberschenkelmuskeln angespannt werden. Heben Sie nun beide Beine leicht vom Boden ab, so daß sich die Bauchmuskeln anspannen und vielleicht sogar ein leichtes Zittern entsteht. Achten Sie darauf, die Lendenwirbelsäule nicht zu sehr zu belasten. Wenn Sie körperlich nicht sehr geübt sind, brauchen Sie die Beine nicht vom Boden abzuheben. Sie können das Anheben auch nur andeuten.versuchen Sie in diesem Fall, das Zittern auszuhalten und vielleicht auch ein wenig zu genießen. Nach einer gewissen Zeit des Haltens (5–20 Sekunden je nach eigenem körperlichem Übungszustand) lassen Sie die Beine wieder nach unten sinken. Atmen Sie aus und lassen Sie die Spannung der Muskulatur los.

Vielleicht müssen Sie jetzt gähnen oder erneut tief einatmen. Betonen Sie das Loslassen und Fallenlassen des Körpers.

Führen Sie diese Übung nochmals durch.

Nehmen Sie den Unterkörper und die Beine jetzt noch einige Augenblicke bewußt wahr. Vielleicht verstärkt sich die Entspannung noch weiter. Wie atmen Sie jetzt? Verweilen Sie noch ein paar Augenblicke in diesem Zustand. Achten Sie auf Ihre inneren Wahrnehmungen.

Kommen Sie dann wieder zurück, indem Sie sich dehnen, räkeln und vielleicht auch Gähnen zulassen. Führen Sie die Bewegungen durch, die Sie benötigen, um wieder wach und entspannt im Hier und Jetzt anzukommen.

9.5.5 Ausatmen durch Beckenboden und Beine

Legen Sie sich entspannt auf die Unterlage. Strecken Sie sich vielleicht noch etwas und gähnen Sie, wenn Sie möchten. Lassen Sie Ihren Körper anschließend immer entspannter und lockerer auf der Unterlage ruhen. Geben Sie mit jedem Ausatemzug mehr Gewicht an die Unterlage ab. Lassen Sie sich tiefer sinken und lassen Sie sich los. Lassen Sie den Atem immer tiefer aus sich heraussinken. Lassen Sie eine kleine Pause nach dem Ausatmen entstehen und warten Sie, bis der Einatemimpuls von selbst kommt.

Möglicherweise brauchen Sie diesen Atemimpuls nur ein wenig zu unterstützen und können bei den nächsten Atemzügen die gesamte Einatembewegung vollständig Ihrem Körper überlassen. Stellen Sie sich vor, daß Sie durch den Beckenboden ausatmen. Vielleicht entwickelt sich allmählich von selbst auch die Vorstellung, daß Sie auch nach unten in die Beine hinein atmen oder durch die Beine ausatmen.

Wie erleben Sie die Veränderungen, die durch diese Übung ausgelöst werden? Was nehmen Sie wahr? Wie atmen Sie jetzt?

Kommen Sie dann wieder zurück, indem Sie sich dehnen, räkeln, strecken und vielleicht auch Gähnen zulassen. Führen Sie die Bewegungen durch, die Sie benötigen, um wieder wach und entspannt im Hier und Jetzt anzukommen.

9.5.6 Beinöffnen und Atmen (Jellyfish)

Legen Sie sich bequem auf den Rücken. Lassen Sie sich mit dem Ausatmen auf die Unterlage sinken. Lassen Sie Ihren Körper schwer auf der Unterlage ruhen. Lassen Sie die Ausatmung immer tiefer aus sich heraussinken. Vielleicht müssen Sie Ihre Wirbelsäule noch etwas strecken. Beugen Sie dazu die Knie, und ziehen Sie die Füße an den Körper heran. Stützen Sie sich mit den Füßen auf. Heben Sie das Becken an, und ziehen Sie es etwas weiter fußwärts. Legen Sie anschließend die Füße wieder ab. Beobachten Sie und nehmen Sie wahr, wie der Atem auch die Beckengegend erreicht und den Beckenboden nach unten ausdehnt. Nehmen Sie wahr, wie der Beckenboden beim Ausatmen wieder zurückfedert. Lassen Sie nach dem Ausatmen eine kleine Pause entstehen und stellen Sie fest, ob und wie stark die Einatembewegung danach von selbst erfolgt. Warten Sie auf den Einatemzug. Seien Sie lediglich als Beobachter anwesend, während Ihr Körper von selbst einatmet.

Sie können sich bei dieser Übung noch weiter unterstützen, indem Sie eine Hand auf den Rippenbogen (Magengegend) und die andere Hand auf den Unterbauch legen (etwa so, daß der Daumen im Nabel liegt). Achten Sie hierbei besonders auf den Beckenboden sowie auch auf einen Punkt etwa ein Drittel Handbreit unterhalb des Nabels.

Beugen Sie die Knie und ziehen Sie die Füße zum Becken heran (bis sich ein etwa 60-Grad-Winkel zwischen Ober– und Unterschenkel bildet), stellen Sie die Füße unmittelbar nebeneinander auf den Boden.

Während Sie tief ausatmen, lassen Sie die Knie langsam zur Seite auseinandersinken. Während der Einatembewegung ziehen Sie die Beine langsam wieder zueinander nach oben.

Achten Sie darauf, möglichst wenig Muskelkraft aufzuwenden und insbesondere auch die an dieser Bewegung nicht beteiligten Muskelgruppen entspannt zu lassen. Versuchen Sie ein eventuell auftretendes Zittern „zu genießen" bzw. die angenehmen Aspekte dieser ansonsten ungewöhnlichen Erfahrung wahrzunehmen. Lassen Sie dann die Knie in Mittelstellung und lassen Sie den Atem ganz ruhig und von selbst frei fließen. Vielleicht erfolgt die Atembewegung ganz von selbst, ohne daß Sie bewußt Luft zu holen brauchen. „Es" atmet mich. Achten Sie auf angenehme innere Gefühlszustände, innere Bilder, innere Klänge und Musik.

Beenden Sie die Übung durch Dehnen, Räkeln und Strecken.

9.5.7 Beckenrotation, Atmen, Knie nach außen sinken lassen

Verfahren Sie bis zum Heranziehen der Knie wie bei der obigen Übung. Führen Sie beim Ausatmen beide Knie zur linken Seite nach unten bis zum Boden. Atmen Sie ganz tief aus. Verweilen Sie für einige Atemzüge in dieser Stellung und heben Sie dann die Knie während eines langen Einatemzugs wieder zur Mittellage.

Legen Sie dann die Knie rechts von sich nach unten ab und atmen Sie während dieser Bewegung wieder mit einem langen Atemzug aus. Verweilen Sie ebenfalls einige Atemzüge lang in dieser Stellung. Heben Sie anschließend die Knie wieder zur Mittellage an.

Nach mehrmaligen Wiederholen dieses Vorgangs stellen Sie die zunächst unmittelbar nebeneinander stehenden Füße etwas auseinander, so daß die Beine ohne weitere Muskelanstrengung mit gebeugten Knien in der gleichen Stellung verbleiben.

Lassen Sie den Atem jetzt wieder tief aus sich heraussinken. Überprüfen Sie, ob und wie stark die Einatembewegung von selbst erfolgt. Lassen Sie nach dem Ausatmen eine kleine Pause entstehen.

Nehmen Sie den Einatemvorgang als wacher Beobachter wahr. Lassen Sie den Körper die Einatembewegung von „selbst" ausführen. Wie fühlen Sie sich jetzt? Welche inneren Bilder tauchen auf? Was nehmen Sie sonst noch wahr?

Kommen Sie aus dieser Übung zurück, indem Sie sich dehnen, räkeln und strecken.

9.5.8 Dehnung des Brustraumes

Legen Sie sich auf den Boden und verschränken Sie die Hände hinterm Kopf. Lassen Sie sich mit dem Ausatmen schwer und. gleichzeitig Ihre Muskeln locker werden und atmen Sie weit aus. Lassen Sie den Einatemimpuls von selbst entstehen und den Körper die Einatembewegung weitgehend von selbst ausführen. Unterstützen Sie die Einatembewegung, indem

Sie die Ellbogen während des Einatemvorgangs zunehmend stärker gegen die Unterlage drücken. Lassen Sie zunächst den Unter- und Oberbauch und anschließend den Brustraum sich mit Atemluft füllen und dabei auch den Brustkorb, besonders die seitlichen Abschnitte, dehnen. Lassen Sie einen stufenlosen Übergang zwischen Ein- und Ausatembewegung zu. Lassen Sie mit Beginn der Ausatembewegung die Ellbogen wieder locker.

Drücken Sie mit Beginn der Einatembewegung die Ellbogen wieder gegen die Unterlage.

Führen Sie diese Übung einige Minuten lang aus und legen Sie dann die Arme locker neben den Körper. Vielleicht spüren Sie, daß die während der Übung gedehnten Abschnitte des Brustkorbes jetzt besser beatmet werden.

Spüren Sie etwas nach. Dehnen und strecken Sie sich anschließend. Gähnen Sie, blinzeln Sie mit den Augenlidern und beenden Sie die Übung.

Option
Diese Übung kann auch auf der Seite liegend durchgeführt werden (bei Linkshändern zuerst auf der rechten Seite). Der Kopf liegt hierbei auf dem nach oben gestreckten, linken Arm und wird vielleicht noch etwas vom angewinkelten rechten Arm abgestützt. Lassen Sie das linke Bein gestreckt und winkeln Sie das rechte Bein etwas an, so daß das rechte Knie und der rechte Unterschenkel und Fuß auf dem Boden liegen und den Körper nach vorne abstützen.

Lassen Sie sich locker fallen und erleben Sie die vermehrte Atmung der linken, gedehnten Brustkorbhälfte. Sie können den Effekt dieser Übung noch verstärken, indem Sie während des Einatmens mit dem linken Arm einen leichten Druck auf die Unterlage ausüben und während des Ausatmens wieder locker lassen.

Führen Sie die gleiche Übung auch auf der anderen Seite liegend durch.

9.5.9 Atementspannung im Schulterbereich I

Liegen Sie auf einer lockeren Unterlage und verstärken Sie Ihre Einatembewegung, indem Sie während des Einatmens die Schultern nach unten auf die Unterlage drücken und während des Ausatmens loslassen. Atmen Sie in dieser Weise 4–8mal ein und aus.

Liegen Sie anschließend einige Augenblicke möglichst entspannt und mit lockeren Schultern auf der Unterlage und spüren nach. Wie hat sich Ihre Atmung verändert? Wie fühlen sich Ihre Schultern an? Was fällt Ihnen sonst noch auf?

Drücken Sie anschließend jeweils mit der Einatmung die Schultern nach unten und ziehen Sie die Schulterblätter nach oben. Lassen Sie mit dem Ausatmen die Schultern möglichst locker sein. Führen Sie mehrere Ein- und Ausatembewegungen in dieser Weise durch. Strecken Sie, wenn Sie möchten, anschließend beim Einatmen die Arme nach oben und außen. Führen Sie auch in anderen Körperregionen beim Einatmen Streck- und Dehnübungen durch, wenn Sie möchten. Empfinden Sie diese Atemübung noch einige Momente innerlich aufmerksam nach, ziehen sie anschließend die Schultern gleichzeitig mit der Einatembewegung nach oben bis zu den Ohren und lassen Sie sie mit der Ausatembewegung wieder los, so daß sie etwas fußwärts zurückfedern. Beenden Sie die Übung anschließend durch Dehnen, Strecken, Räkeln, Augenzwinkern und Gähnen.

9.5.10 Atementspannung im Schulterbereich II

Liegen Sie entspannt auf einer Unterlage. Legen Sie die Arme gestreckt neben den Körper und lassen Sie sich immer mehr auf die Unterlage sinken. Geben Sie mehr und mehr Ihr Körpergewicht an die Unterlage ab.

Legen Sie nun die Hände auf Ihre Schultern. Die Ellbogengelenke werden dabei gebeugt und die Fingerspitzen werden zum Schultergelenk geführt.

Führen Sie nun gleichzeitig mit der Ausatembewegung die Ellbogen senkrecht nach oben, bis am Ende der Ausatembewegung die Spitze des Ellbogens senkrecht in der Luft steht. Lassen Sie an dieser Stelle die Ausatembewegung stufenlos in die Einatmung übergehen und die gebeugten Arme wieder zur Unterlage zurücksinken.

Option

Sie können diese Übung noch etwas intensivieren, indem Sie die Arme zunächst am Boden seitlich nach außen strecken und dann während der Ausatembewegung senkrecht nach oben und innen zusammenführen. Lassen Sie die Arme während der Ausatembewegung zur Ausgangsstellung nach unten sinken.

Die Hände sollten hierbei mit den Handrücken nach unten liegen. Führen Sie die Arme zugleich mit der Einatembewegung nach senkrecht oben und legen sie zum Ende der Einatembewegung wieder gestreckt auf dem Boden ab.

Spüren Sie anschließend noch etwas nach und nehmen Sie wach die verschiedenen Veränderungen in Ihrem Körper und auch in Ihrer Befindlichkeit wahr.

Beenden Sie die Übung anschließend mit Strecken, Räkeln, Gähnen, Augenzwinkern und Blinzeln.

9.5.11 Atemdehnungsübung im Liegen

Liegen Sie bequem auf einer Unterlage, die Sie als angenehm empfinden. Strecken Sie sich etwas durch. Heben Sie nun die Beine an und stellen Sie die Füße etwa schulterbreit und etwa 2–3 Handbreit vom Becken entfernt auf. Die Knie sind jetzt mehr als 90 Grad gebeugt.

Drehen Sie nun Ihr Becken ein klein wenig kopfwärts, so daß sich in der Gegend der Lendenwirbelsäule andeutungsweise ein Rundrücken bildet.

Drehen Sie anschließend das Becken fußwärts, wodurch sich in der Lendenwirbelsäule ein leichtes Hohlkreuz bildet. Drehen Sie nun das Becken nach rechts, indem Sie sich mit dem linken Fuß etwas abstützen und anschließend das Becken nach links, indem sie sich mit dem rechten Fuß etwas abstützen. Drehen und rotieren Sie das Becken ganz vorsichtig in alle erdenklichen Richtungen und beginnen Sie nun während des Ausatmens einen Ton zu summen. Halten Sie hierbei die Lippen leicht geschlossen, so daß sich ein „mmmmmmm" bildet. Legen Sie anschließend die Hände auf den Rippenwinkel (Magengegend) und führen Sie die verschiedenen Beckenbewegungen mit größerer Intensität aus. Kommen Sie zum Schluß wieder zur Ruhe. Legen Sie die Beine wieder gestreckt auf den Boden und die Arme neben den Körper.

Spüren Sie noch einige Augenblicke nach und beenden Sie anschließend die Übung durch Dehnen, Strecken, Räkeln und möglicherweise Gähnen sowie Augenzusammenkneifen und Blinzeln.

9.5.12 Beine zur Decke strecken

Liegen Sie entspannt auf einer bequemen Unterlage. Strecken und dehnen Sie sich durch und lassen Sie sich mit dem Ausatmen zunehmend mehr auf die Unterlage sinken. Lassen Sie Ihre Muskulatur immer lockerer werden und die Atemluft aus sich heraus sinken.

Lassen Sie nach dem Ausatmen eine kleine Pause entstehen. Warten Sie auf den Einatemimpuls und die Einatembewegung, die der Körper auch ohne Ihr eigenes Zutun im Idealfall von selbst ausführen kann. Nehmen Sie die Atembewegung einige Minuten lang aufmerksam wahr.

Ziehen Sie nun die Knie zum Brustkorb heran, während Sie gleichzeitig ausatmen. Strecken Sie beim Einatmen die Füße mit den Hacken voran zur Decke bis die Beine vollständig gestreckt sind und beginnen Sie nun ohne Absetzen mit der Ausatembewegung. Beugen Sie gleichzeitig mit dem Ausatmen die Knie und lassen Sie sie dann wieder in Richtung Brustkorb sinken. Ziehen Sie zum Ende der Ausatembewegung die gebeugten Knie mit Ihren Armen noch weiter an den Brustkorb heran. Legen Sie nach einigen Ein- und Ausatembewegungen die Beine wieder gestreckt auf die Unterlage ab und spüren etwas nach. Nehmen Sie bewußt wahr, was in Ihnen vorgeht. Schließen Sie die Augen, wenn sie nicht schon geschlossen sind und lassen Sie angenehme innere Bilder auftauchen. Spüren und hören Sie in sich hinein.

Beenden Sie die Übung anschließend durch Räkeln, Dehnen, Strecken, Augenzusammenkneifen, Blinzeln und eventuell Gähnen.

9.5.13 Beine heranziehen beim Ausatmen

Liegen Sie möglichst entspannt, strecken und dehnen Sie sich auf der Unterlage. Legen Sie die Arme gestreckt nach seitlich oberhalb des Kopfes auf die Unterlage. Ziehen Sie während dem Ausatmen die Beine an den Körper heran. Beugen Sie die Knie. Umfassen Sie die gebeugten Beine mit den Armen und ziehen Sie sie zum Ende des Ausatemvorgangs an den Brustkorb heran. Ziehen Sie gleichzeitig das Kinn in Richtung Brustbein. Lassen Sie am Ende der Ausatmung die Anspannung der Halsmuskulatur allmählich wieder los. Strecken Sie sich wieder und lassen Sie sich dann zum Boden zurücksinken.

Lassen Sie den Einatemvorgang von selbst entstehen, nachdem Sie die Beine wieder gestreckt auf die Unterlage abgelegt haben und auch gleichzeitig den Oberkörper sowie die Arme abgelegt haben. Bleiben Sie für einige Atemzüge ausgestreckt auf der Unterlage liegen. Lassen Sie die folgenden Atemzüge möglichst ohne bzw. mit geringem eigenen willentlichen Zutun von selbst entstehen. Lassen Sie sich beim Ausatmen locker auf die Unterlage sinken. Lassen Sie die Ausatemluft aus sich heraussinken, erwarten Sie aufmerksam den Einatemimpuls und die Einatembewegung. Vielleicht wird sie jetzt teilweise oder vollständig ohne ihr willentliches Zutun vom Körper selbst ausgeführt. Führen Sie noch einige aktive Ein- und Ausatemvorgänge durch, denen Sie jeweils Pausen mit mehr passiv zugelassenen Atemvorgängen folgen lassen. Spüren Sie mit geschlossenen Augen nach. Lassen Sie angenehme innere Bilder auftauchen. Hören Sie ein wenig in sich hinein.

Beenden Sie anschließend die Übung durch Räkeln, Dehnen, Strecken, möglicherweise Gähnen, Augenzusammenkneifen und Blinzeln.

9.5.14 Flankenatmung

Suchen Sie sich eine bequeme Liegeposition. Dehnen, räkeln und strecken Sie sich und korrigieren Sie Ihre Position möglicherweise nochmals, bis Sie eine bequeme Liegeposition auf dem Rücken gefunden haben.

Schieben Sie die Ellbogen nach außen und legen Sie die Hände seitlich an den Brustkorb an. Die Finger sind dem Rücken zugewandt, und der Daumen zeigt fußwärts.

Atmen Sie zunächst aus und drücken Sie am Ende des Ausatmens den Brustkorb ganz sanft mit den Händen nach innen. Lassen Sie am Ende des Ausatmens eine kleine Pause entstehen und spüren Sie und hören Sie in sich hinein. Beobachten Sie, ob und wann der Einatemimpuls von selbst kommt. Nehmen Sie ganz bewußt auch mit Ihren Händen wahr, wie sich der Brustkorb zur Seite hin ausdehnt und mit Luft füllt.

Lassen Sie dann der Einatembewegung stufenlos die Ausatembewegung folgen.

Führen Sie 6–8 Ein- und Ausatembewegungen aus.

Spüren Sie nach, was sich verändert. Welche inneren Bilder tauchen auf, wenn Sie die Augen schließen? Wie fühlen Sie sich, welche Gedanken gehen Ihnen durch den Kopf?

Sie können sich anschließend z.B. auch auf die linke Seite rollen und zusammengekuschelt liegen. Achten Sie darauf, was Sie jetzt möchten und was für Sie angenehm und bequem ist.

Spüren Sie ein wenig nach, hören Sie in sich hinein, atmen Sie ruhig und entspannt weiter.

Kommen Sie dann wieder zurück, indem Sie sich dehnen, räkeln, strecken und vielleicht auch gähnen, wenn der Impuls dazu von selbst kommt.

9.5.15 Seitliche Brustkorbatmung

Strecken Sie die Ellbogen ganz weit nach außen und legen Sie die Hände direkt unterhalb der Achselhöhlen an den Brustkorb an. Die Handgelenke können ganz oder fast auf dem Boden liegen. Die Finger und der Daumen sind der Vorderseite des Brustkorbs zugewandt. Erspüren Sie mit Ihren Händen die Ein- und Ausatembewegung.

Verstärken Sie die Ausatembewegung durch leichten Druck, den Sie am Ende der Ausatembewegung mit den Händen nach innen ausüben.

Führen Sie 6–8 Ein- und Ausatembewegungen aus.

Spüren Sie nach, was sich verändert. Welche inneren Bilder tauchen auf, wenn Sie die Augen schließen? Wie fühlen Sie sich? Welche Gedanken gehen Ihnen durch den Kopf?

Sie können sich anschließend z.B. auch auf die linke Seite rollen und zusammengekuschelt liegen. Achten Sie darauf, was Sie jetzt brauchen und was für Sie angenehm und bequem ist. Suchen Sie eine möglichst angenehme Liegestellung auf.

Spüren Sie ein wenig nach, hören Sie in sich hinein, atmen Sie ruhig und entspannt weiter.

Kommen Sie dann wieder zurück, indem Sie sich dehnen, räkeln, strecken und vielleicht auch gähnen, wenn der Impuls dazu von selbst kommt.

9.5.16 Brustatmung nach vorne und oben

Schieben Sie im Liegen die Ellbogen nach außen und legen Sie die Hände unmittelbar unter das Schlüsselbein. Erspüren Sie an dieser Stelle des Brustkorbs die Ein- und Ausatembewegungen. Atmen Sie zunächst mit geschlossenem Mund durch die Nase und verstärken jetzt die Atembewegung, indem Sie am Ende der Ausatmung einen sanften Druck gegen den Brustkorb ausführen.

Führen Sie 6–8 Ein- und Ausatembewegungen aus. Spüren Sie nach, was sich verändert.

Welche inneren Bilder tauchen auf, wenn Sie die Augen schließen? Wie fühlen Sie sich, welche Gedanken gehen Ihnen durch den Kopf?

Sie können sich anschließend z.B. auch auf die linke Seite rollen und zusammengekuschelt liegen. Achten Sie darauf, was Sie jetzt möchten und was für Sie angenehm und bequem ist. Suchen Sie eine möglichst angenehme Liegestellung auf.

Spüren Sie ein wenig nach, hören Sie in sich hinein, atmen Sie ruhig und entspannt weiter.

Kommen Sie dann wieder zurück, indem Sie sich dehnen, räkeln, strecken und vielleicht auch gähnen, wenn der Impuls dazu von selbst kommt.

9.5.17 Untere Rückenatmung

Suchen Sie sich eine bequeme Liegeposition aus.

Schieben Sie die Finger von seitlich unter den Brustkorb. Die Handflächen sind nach oben geöffnet. Die Daumen zeigen nach unten in Richtung zu den Füßen.

Erspüren Sie mit Ihren Händen die Ein- und Ausatembewegung.

Verstärken Sie die Atembewegungen durch leichten Druck, den Sie am Ende der Ausatembewegung mit den Händen ausüben.

Führen Sie 6–8 Ein- und Ausatembewegungen aus. Spüren Sie nach, was sich verändert.

Welche inneren Bilder tauchen auf, wenn Sie die Augen schließen? Wie fühlen Sie sich, welche Gedanken gehen Ihnen durch den Kopf?

Sie können sich anschließend z.B. auch auf die linke Seite rollen und zusammengekuschelt liegen. Achten Sie darauf, was Sie jetzt möchten und was für Sie angenehm und bequem ist. Suchen Sie eine möglichst angenehme Liegestellung auf.

Spüren Sie ein wenig nach, hören Sie in sich hinein, atmen Sie ruhig und entspannt weiter.

Lassen Sie auch, wenn Sie möchten, angenehme innere Bilder, Szenen, Klänge, Musik usw. auftauchen, wie Sie sie vielleicht in einem schönen Moment erlebt haben oder gerne erleben möchten.

Kommen Sie dann wieder zurück, indem Sie sich dehnen, räkeln, strekken und vielleicht auch gähnen, wenn der Impuls dazu von selbst kommt. Kneifen Sie die Augen zusammen und blinzeln Sie hinterher ein wenig und kommen Sie dann wieder ganz aus dieser Übung ins Hier und Jetzt zurück.

9.5.18 Dehnung des Brustkorbes im Liegen

Suchen Sie sich eine angenehme Liegeposition. Dehnen, strecken und räkeln Sie sich noch ein wenig durch und verändern Sie Ihre Liegeposition vielleicht noch ein wenig. Die Arme liegen gestreckt neben dem Körper am Boden.

Beginnen Sie nun mit dem Einatmen, die Arme nach oben zu heben und sie dann seitlich oberhalb des Kopfes mit gespreizten Fingern auf dem Boden abzulegen. Atmen Sie tief ein. Verweilen Sie einen Augenblick in der maximalen Einatemstellung. Beginnen Sie dann mit dem Ausatmen. Heben Sie die Arme gleichzeitig wieder an und legen Sie sie nach unten neben dem Körper wieder ab.

Option I
Sie können die Arme beim Ausatmen auch in gekreuzter Stellung auf dem Brustkorb ablegen.

Option II
Legen Sie die linke Hand am Ende des Ausatmens auf dem Unterbauch ab und die rechte Hand am Ende des Ausatmens auf den Rippenwinkel (Magengegend).

Führen Sie 6–8 Ein- und Ausatembewegungen in dieser Weise aus.

Legen Sie die Hände anschließend wieder neben sich auf dem Boden ab. Schließen Sie die Augen, wenn Sie sie jetzt noch nicht geschlossen haben, und lassen Sie ein angenehmes inneres Bild z.b. von einem schönen Urlaubsort auftauchen. Stellen Sie sich einen schönen und ruhigen Moment einmal ganz intensiv vor. Vergegenwärtigen Sie sich, was Sie dort um sich herum sehen, hören und spüren. Wie fühlen Sie sich? Was nehmen Sie sonst noch wahr? Lassen Sie diesen inneren Eindruck ganz intensiv und angenehm auf sich wirken. Erleben Sie den schönen Augenblick mit allen Sinnen und genießen Sie ihn für einige Zeit.

Kommen Sie dann anschließend aus dieser Übung zurück, indem Sie sich dehnen, räkeln und strecken wie nach einem langen erholsamen Schlaf. Dehnen Sie auch den Nacken. Kneifen Sie die Augen zusammen und blinzeln Sie hinterher ein wenig und kommen Sie dann wieder ganz aus dieser Übung ins Hier und Jetzt zurück.

9.6 Atementspannungs– und Visualisationsübungen

9.6.1 Farbentspannung

Die folgende Atemübung können Sie im Stehen, im Sitzen oder im Liegen durchführen. Insgesamt kommt es darauf an, eine möglichst ruhige und entspannte Körperhaltung einzunehmen.

Atmen Sie tief ein. Während Sie anschließend ausatmen, stellen Sie sich die Zahl Sieben und die Farbe Rot vor. Konzentrieren Sie sich nun auf die verschiedenen Bereiche Ihres Kopfes und stellen Sie sich vor, daß ein angenehmes rotes Licht z.B. in der Farbe von Mohnblumen zunächst die

Kopfhaut, dann die Stirn und schließlich die Augenbrauen erfaßt und Sie im ganzen Kopfbereich locker entspannt werden läßt. Sie können sich auch rotfarbene Wassertröpfchen vorstellen, die Sie an diesen Stellen angenehm massieren oder eine farbige Wolke, in die Sie eintauchen. Lassen Sie nun auch das Kinn und die Muskeln um Augen und Mund herum angenehm entspannen. Lassen Sie diese Muskeln locker und spüren Sie, wie sich Ihr Gesicht wohltuend entspannt. Lassen Sie weiterhin das angenehm rote Licht, die Wassertröpfchen oder die weiche watteartige Wolke diesen Entspannungsprozeß unterstützen. Konzentrieren Sie sich immer zugleich mit dem Ausatmen auf die Zahl Sieben und die Farbe Rot.

Üben Sie in dieser Weise 2–3 Minuten.

Stellen Sie sich nun beim Ausatmen die Zahl Sechs und die Farbe Orange vor. Konzentrieren Sie sich auf den Oberkörper. Lassen Sie die Schultern und die Arme bewußt locker. Die Schultern sollten vielleicht etwas zur Seite und nach hinten sinken. Stellen Sie sich ein orangefarbenes Licht vor, das zunächst die Nackenmuskeln lockert und dann nochmals Schultern und Brustkorb, Lunge und Zwerchfell locker werden läßt. Vielleicht ist die Vorstellung für Sie angenehm, daß feine Wassertröpfchen, so wie sie in einem Wasserfall entstehen, Sie von außen massieren oder Sie durchdringen. Vielleicht ist die Vorstellung einer weichen orangefarbenen Wattewolke angenehm und für die Entspannung hilfreich. Spüren Sie, ob die Entspannung Ihres Oberkörpers noch weiter zunimmt und er sich immer lockerer und gelöster anfühlt. Stellen Sie sich beim Ausatmen immer wieder die Zahl Sechs und die Farbe Orange vor.

Stellen Sie sich nun beim Ausatmen die Zahl Fünf und die Farbe Gelb vor. Denken Sie an die Sonne oder an einen gelben Zitronenfalter. Lassen Sie den Bauch und den Bereich der Lendenwirbelsäule und auch Ihre Beine bis zu den Füßen hinunter bewußt locker werden. Vielleicht ist hier wieder die Vorstellung von Wassertröpfchen oder einer weichen Wattewolke oder eine andere Art und Weise, wie dieses Licht in Sie einströmt, hilfreich. Achten Sie ganz bewußt auf Ihre inneren Wahrnehmungen. Vielleicht tauchen noch zusätzliche innere Bilder auf. Wie empfinden Sie die Entspannung? Sind Bauch, Rücken, Beine und Füße nun locker entspannt? Stellen Sie sich beim Ausatmen die Zahl Fünf und die Farbe Gelb vor.

Stellen Sie sich nun beim Ausatmen die Zahl Vier und die Farbe Grün vor. Denken Sie an frisches Buchenlaub im Frühling, durch das die Sonne scheint. Entspannen Sie sich dabei nun auch geistig. Lassen Sie die Gedanken kommen und gehen, ohne einen einzelnen Gedanken bewußt weiter zu verfolgen. Lassen Sie, wenn ein inneres Bild oder ein Gedanke aufkommt, auch Platz für den jeweils nächsten Gedanken. Lassen Sie die inneren Eindrücke vorbeiziehen wie Wolken am Himmel und lassen Sie die einzelnen Gedanken los. Stellen Sie sich vor, daß wichtige Dinge später wieder auftauchen und Sie auch nach der Übung innerlich daran weiter arbeiten können. Vielleicht sind einige der Dinge dann nach der Übung innerlich leichter oder es taucht spontan und von selbst eine Lösung auf. Konzentrieren Sie sich immer wieder beim Ausatmen auf die Zahl Vier und die Farbe Grün. Vielleicht können Sie sich einige Bilder und Eindrücke von Szenen völliger Ruhe und Entspannung innerlich vorstellen und sich innerlich vergegenwärtigen. Was haben Sie damals gesehen, gehört, gefühlt und erlebt? Stellen Sie sich vor, diese Szene würde jetzt stattfinden.

Stellen Sie sich nun beim Ausatmen die Zahl Drei und die Farbe Blau vor. Denken Sie an ein intensives Himmelblau oder einen der vielen Blautöne, die man von einem Meeresstrand aus sehen kann, oder an das Blau einer Glockenblume auf einer Frühlingswiese. Denken Sie an Loslassen, an Situationen, in denen Sie alles wie von selbst geschehen lassen.

Stellen Sie sich nun beim Ausatmen die Zahl Zwei und als Farbe ein helles Lila vor. Denken Sie an die Farbe von Flieder. Sind Sie nun innerlich ruhig und entspannt? Sind Sie innerlich bei einem angenehmen entspannten Erlebnis? Stellen Sie sich die angenehme wohlige Ruhe, tiefes Entspanntsein, innerlich bewußt vor. Erleben Sie jetzt innerlich eine solche Situation?

Stellen Sie sich nun beim Ausatmen die Zahl Eins und die Farbe Violett vor. Sehen Sie ein tief dunkles Violett vor Ihrem geistigen Auge, wie die Farbe von intensiv violettfarbenen Orchideen. Versuchen Sie, die innere Ruhe, daß Entspanntsein, die innere Gelassenheit noch zu verstärken. Stellen Sie sich diesen Zustand vor und geben Sie sich dann ganz diesem inneren Zustand hin. Vielleicht ist es so, daß Sie sich ganz bei sich selbst fühlen. Vielleicht ist das Umfeld während dieser Übung ganz zurückgetreten. Vielleicht können Sie spüren, wie sich Ihr Körper und Ihr Geist erholt. Vielleicht schöpfen Sie ganz wie von selbst neue Kraft. Sind Sie jetzt ganz entspannt und ruhig? Konzentrieren Sie sich während Sie ausatmen immer wieder auf die Zahl Eins und die Farbe Violett.

Kommen Sie nun allmählich aus dieser Übung zurück, indem Sie zunächst die Finger und Zehen, anschließend die Hände und Füße und dann die Arme und Beine bewegen. Dehnen, strecken und räkeln Sie sich und führen Bewegungen aus wie nach einem langen erholsamen Schlaf. Dehnen Sie Nacken und Schultern. Kneifen Sie die Augen zusammen und dehnen Sie die Gesichtsmuskeln, indem Sie Grimassen schneiden.

Dehnen Sie sich noch einmal und kommen Sie dann wieder ganz aus dieser Übung zurück.

9.6.2 Spectrumübung

Diese Übung beruht auf der Verbindung von therapeutischen Systemen aus der tibetischen bzw. ayurvedischen Medizin mit einer Atemtherapieübung des Musiktherapeuten P.M. Hamel bzw. I. Middendorff, einer Übung aus dem Bereich des Neurolinguistischen Programmierens (NLP) und von uns dazu entwickelten Muskelanspannungsphasen. Nach einer gewissen Zeit des Übens kann statt der Muskelanspannungsphase mit dem sogenannten Vergegenwärtigungsverfahren gearbeitet werden. Hierbei achtet man lediglich auf das bewußte Loslassen und Lockerwerden in bestimmten Körperregionen.

Vorbereitung

Bequeme Haltung im Sitzen, Liegen oder Stehen. Die Wirbelsäule soll gerade aufgerichtet und gleichzeitig die Muskulatur locker sein.

Wenn zusätzlich zu jeder Körperregion eine progressive Muskelentspannungsübung durchgeführt werden soll (dies ist manchmal zum anfänglichen Einüben für eine gewisse Zeit sinnvoll), soll im Liegen geübt werden. Hierbei werden einzelne Muskelgruppen für 3–5 Sekunden angespannt und danach die Spannung wieder losgelassen.

Hierdurch soll eine besonders intensive Entspannung auch bei Übungsteilnehmern ermöglicht werden, die mit anderen Entspannungsverfahren bisher nicht zurechtgekommen sind. Mit zunehmender Erfahrung in der Entspannungsübung können die aktiven Muskelübungen dann weggelassen und auf die Vergegenwärtigungsübung übergegangen werden.

Als Musik zur Unterstützung der Übung sollte „Spectrum Suite" von Stephen Halpern verwendet werden. Diese Musik besteht aus 7 Teilen von jeweils ca. 3 Minuten Länge.

○ 1. Teil Grundton C

Richten Sie Ihre Aufmerksamkeit auf den unteren Teil der Wirbelsäule und den Beckenboden. Spüren Sie, wie möglicherweise die Musik in diesem Körperbereich eine Resonanz erzeugt.

Stellen Sie sich vor, daß dieser Körperteil bzw. auch noch andere Körperteile von einem intensiven Rot umgeben sind. Denken Sie z.B. an die Farben in einem Mohnblumenfeld.

Option Progressive Muskelentspannung

Spannen Sie die Gesäßmuskulatur fest an und beugen Sie gleichzeitig die Zehen in Richtung Boden, bis die Wadenmuskeln fest gespannt sind. Halten Sie die Spannung 3–5 Sekunden und lassen Sie JETZT los. Denken Sie an lebensspendende Energie und Kraft.

Summen Sie, während Sie durch die Nase ausatmen, einen tiefen Ton, der für Sie zu der Musik paßt, vielleicht auch in der Musik, die Sie hören, vorkommt. Lassen Sie den Mund locker geschlossen, so daß ein gesummtes „MMMMMMMMMMMMM" entsteht. Lassen Sie den Ton möglichst lange stehen, während Sie langsam ausatmen.

Stellen Sie sich die Zahl „7" vor.

○ 2. Teil Grundton D

Richten Sie Ihre Aufmerksamkeit auf den Unterbauch, etwa ein Drittel Handbreit unterhalb des Nabels. Konzentrieren Sie sich auf die Farbe Orange.

Denken Sie an eine große Keramik- oder Zinnschale, in der viele Orangen liegen oder an orangefarbene tropische Blüten.

Denken Sie an Vitalität, Kraft und Selbstbewußtsein, innere Ruhe, Gelassenheit.

Option Progressive Muskelentspannung

Spannen Sie die Unterbauchmuskulatur an, indem Sie den Unterbauch einziehen. Halten Sie die Spannung 3–5 Sekunden und lassen Sie JETZT los.

Summen Sie den Vokal „UUUUUUUUU" und nehmen Sie wahr, ob der Ton eine Resonanz, ein Mitschwingen/Vibrieren im Unterbauch erzeugt. Atmen Sie ganz langsam aus und lassen Sie den Ton möglichst lange stehen.

Stellen Sie sich die Zahl „6" vor.

○ 3. Teil Grundton E

Konzentrieren Sie sich nun auf die Gegend um den Solarplexus (unterhalb des Rippenbogens, Magengegend).

Konzentrieren Sie sich auf die Farbe Gelb. Denken Sie an Butterblumen, die Sonne, ein Rapsfeld ...

Denken Sie an die Kraft des Mutes und auch die Kraft des Verzeihens. Dazu gehört auch sich selbst zu verzeihen.

Option Progressive Muskelentspannung

Heben Sie die gestreckten Beine einige Zentimeter vom Boden ab (die Lendenwirbelsäule dabei nicht überlasten!). Ziehen Sie dabei die Füße kopfwärts, so daß Spannung in den Sehnen im Kniekehlenbereich entsteht und die Oberschenkelmuskeln angespannt werden. Nehmen Sie die Beine auch ein klein wenig auseinander (etwa eine Fußlänge). Halten Sie die Spannung 3–5 Sekunden und lassen Sie JETZT wieder los.

Summen Sie den Vokal „OOOOOOOOOOO" und nehmen Sie wahr, ob der Ton nicht nur im Kehlkopf schwingt und ein Vibrieren erzeugt, sondern vielleicht auch im Ober– und Mittelbauch ein Vibrieren hervorruft. Atmen Sie ganz langsam aus und lassen Sie den Ton möglichst lange stehen.

Stellen Sie sich die Zahl „5" vor.

O 4. Teil Grundton F

Konzentrieren Sie sich nun auf den Herzbereich.

Stellen Sie sich helles Grün vor, etwa wie wenn die Sonne durch frisches Buchenlaub im Frühling hindurchscheint.

Denken Sie an die Kraft der bedingungslos akzeptierenden Liebe und Hingabe, sich selbst und anderen gegenüber.

Option Progressive Muskelentspannung

Ziehen Sie die Schultern (im Liegen) so weit wie möglich fußwärts. Winkeln Sie die Ellbogen an. Bilden Sie mit der rechten Hand (bei Linkshändern der linken) eine Faust. Umgreifen Sie die Faust etwa in Höhe des Magens mit der anderen Hand, drücken Sie beide Hände gegeneinander und lassen Sie im Bereich der Muskeln des Brustkorbes, der Arme und der Schultern Spannung entstehen. Halten Sie die Spannung 3–5 Sekunden und lassen Sie JETZT wieder los.

Summen Sie den Vokal „AAAAAAAAAAA" und nehmen Sie wahr, ob der entstehende Ton eine Resonanz, ein Mitschwingen/Vibrieren im Brustkorb erzeugt. Atmen Sie ganz langsam aus und lassen Sie den Ton möglichst lange stehen.

Stellen Sie sich die Zahl „4" vor.

○ 5. Teil Grundton G

Richten Sie nun Ihre Aufmerksamkeit auf den Halsbereich.

Nehmen Sie dabei die Farbe Himmelblau bzw. ein dunkles Blau (wie ein großer Strauß Kornblumen) wahr.

Denken Sie an die Willenskraft in Ihrem eigenen Leben, an Kommunikation mit anderen Menschen, an sich mitteilen, ausdrücken, was man erlebt, was man sich wünscht usw.

Option Progressive Muskelentspannung

Ziehen Sie das Kinn zum Brustkorb heran. Drücken Sie gleichzeitig den Hinterkopf gegen die Unterlage. Ziehen Sie den Mund zum „Breitmaulfroschmund" breit. Drücken Sie die Schultern gegen die Unterlage. Lassen Sie Spannung in den Hals- und Nackenmuskeln entstehen.

Halten Sie die maximale Spannung 3–5 Sekunden und lassen Sie sie JETZT wieder los.

Summen Sie den Vokal „EEEEEEEEEE" und nehmen Sie wahr, ob der Ton eine Resonanz, ein Mitschwingen/Vibrieren im Halsbereich erzeugt.

Atmen Sie ganz langsam aus und lassen Sie den Ton möglichst lange stehen.

Stellen Sie sich die Zahl „3" vor.

○ 6. Teil Grundton A

Konzentrieren Sie sich auf die Mitte der Stirn.

Konzentrieren Sie sich auf tiefes kräftiges Violett, wie von bestimmten tropischen Orchideenarten oder Lilien im Regenwald.

Denken Sie an Kreativität und Weisheit.

Option Progressive Muskelentspannung

Kneifen Sie die Augen fest zusammen und ziehen Sie gleichzeitig die Augenbrauen nach oben. Ziehen Sie die Nase nach oben und drücken Sie gleichzeitig den Hinterkopf gegen die Unterlage.

Halten Sie die maximale Spannung 3–5 Sekunden und lassen Sie sie JETZT wieder los.

Summen Sie den Vokal „IIIIIIIIIIIIII" und erspüren Sie, ob der Ton ein Mitschwingen oder Vibrieren im Stirn- und Gesichtsbereich hervorruft.

Atmen Sie ganz langsam aus und lassen Sie den Ton möglichst lange stehen.

Stellen Sie sich die Zahl „2" vor.

○ **7. Teil Grundton H**
Richten Sie Ihre Aufmerksamkeit auf den Scheitelpunkt (höchster Punkt des Körpers).
Denken Sie an die Farben des Regenbogens, wie sie z.b. in den Wassertropfen eines Wasserfalles entstehen.
Erfahrungen, die über das Alltagsbewußtsein hinaus gehen.

Option Progressive Muskelentspannung
Spüren Sie Ihren gesamten Körper nochmals für einen Moment von oben bis unten durch. Welche Dehn- oder Räkelbewegungen und welche kurzen Muskelanspannungsphasen würden Ihnen jetzt guttun? Führen Sie diese Bewegungen und evtentuell An- bzw. Entspannungen jetzt durch.
Halten Sie die maximale Spannung 3–5 Sekunden und lassen Sie sie JETZT wieder los.
Summen Sie alle Vokale „AAAAAEEEIIIIIIIOOOOOOOOUUUU" und auch die Vokale, die dazwischen liegen. Nehmen Sie nun wahr, ob die Töne und Klänge eine Resonanz, ein Mitschwingen oder Vibrieren im Kopf und in den Nasennebenhöhlen erzeugen. Atmen Sie ganz langsam aus und lassen Sie die Töne möglichst lange stehen.
Stellen Sie sich die Zahl „1" vor.

Rücknahme
Wenn die Musik beendet ist, bleiben sie noch einige Minuten in diesem entspannten Zustand. Hören und spüren Sie in sich hinein, nehmen Sie innere Bilder war und kommen sie dann langsam wieder zurück, indem sie langsam erst die kleinen Finger- und Zehengelenke, später andere Gelenke vorsichtig bewegen, dann sich dehnen, strecken, räkeln, vielleicht gähnen, die Augen fest zusammenkneifen, etwas blinzeln und alles tun, was Sie nach einem langen erholsamen Schlaf tun um wieder ganz wach, ausgeruht und fit zu sein. Kommen Sie so aus der Übung zurück.

9.6.3 Nasenatmung mit Lichtvisualisation

Sitzen Sie breitbeinig und mit gerade aufgerichtetem und entspanntem Rücken. Balancieren Sie den Kopf locker auf Ihrer Wirbelsäule. Stellen Sie sich mit geschlossenen Augen vor, Sie seien von einer Wolke aus weißem Licht umgeben. Stellen Sie sich vor, Sie könnten nun mit dem Einatmen dieses Licht einatmen und es mit dem Ausatmen in sämtliche Körperregionen hineinverströmen. Konzentrieren Sie sich hierbei zunächst auf die Stirn und die Nasennebenhöhlen. Stellen Sie sich vor, Sie könnten das eingeatmete Licht dorthin verströmen.

Wenden Sie sich nun dem gesamten Kopf und insbesondere dem Schädeldach und dem Hinterkopf zu. Verströmen Sie in Ihrer Vorstellung Licht in diese Region hinein.

Wenden Sie sich nun der Halsregion zu. Verströmen Sie beim Ausatmen das Licht bewußt dorthin. Verströmen Sie nun das Licht in den Schultergürtel und später in die Arme und Hände. Wenden Sie sich nun dem Brustraum und später Oberbauchraum zu und verströmen Sie dorthin beim Ausatmen das zuvor eingeatmete Licht.

Welche Farbe hat das Licht nun? Hat sich die Farbe leicht geändert? Verströmen Sie das Licht in alle Körperteile, auf die Sie sich zuvor konzentriert haben?

Wenden Sie sich nun dem Oberbauch- und Unterbauchraum bis hin zum Beckenboden zu und verströmen Sie auch dorthin beim Ausatmen Licht. Konzentrieren Sie sich dann auf Oberschenkel, Unterschenkel und die Füße. Verströmen Sie auch dorthin beim Ausatmen Licht.

Wie gut gelingt es Ihnen, sich auf diese innere Vorstellung einzustellen und sie dann während der Übung beizubehalten? Wie fühlt sich Ihr Körper jetzt an? Was geht sonst noch in Ihnen vor? Nehmen Sie innere Gedanken, Bilder, Gefühlszustände oder anderes bewußt wahr?

Schließen Sie dann die Augen wieder und spüren Sie nach, ob Sie noch weitere Dehn-, Streck- und Räkelbewegungen ausführen möchten.

Beenden Sie die Übung nach einigen Minuten durch Strecken, Dehnen, Gähnen, Zusammenkneifen der Augen und Blinzeln und kommen Sie dann wieder wach und entspannt aus dieser Übung zurück.

9.6.4 Lichtdurchatmung nach unten

Sitzen Sie entspannt und mit aufgerichtetem Oberkörper auf einer bequemen Unterlage. Achten Sie darauf, daß die Hüftgelenke etwas weiter vom Boden entfernt sind als die Kniegelenke. Sitzen Sie breitbeinig. Bilden Sie ein angedeutetes Hohlkreuz im Bereich der Lendenwirbelsäule. Richten Sie die Brust– und Halswirbelsäule so nach oben auf, daß Ihre Haltemuskulatur möglichst entspannt und locker bleibt. Balancieren Sie den Kopf auf der Wirbelsäule wie einen Ball auf einer Stange.

Lassen Sie den Atem möglichst locker und frei fließen. Lassen Sie sich mit dem Ausatmen locker auf die Unterlage sinken und bleiben Sie gleichzeitig aufrecht sitzen. Lassen Sie nach einem langen Ausatemzug eine kleine Pause entstehen und warten Sie auf den Impuls zum Einatmen. Nehmen Sie wahr, ob und wann ein solcher Einatemimpuls von selbst entsteht und ob die Einatembewegung spontan vom Körper ausgeführt wird.

Stellen Sie sich vor, Sie würden Licht in Ihren Körper einatmen und die verschiedenen Körperabschnitte ganz damit füllen. Stellen Sie sich beim Ausatmen vor, Sie würden das eingeatmete Licht durch den Beckenboden oder durch die Beine nach unten ausatmen.

Wie gut gelingt es Ihnen, sich dies vorzustellen? Wie verändert sich Ihr Körpergefühl? Wie verändert sich Ihre Muskelspannung? Werden Sie innerlich und körperlich immer lockerer und entspannter?

Während Sie die Augen geschlossen halten ergibt sich vielleicht eine visuelle Vorstellung von diesem Licht. Stellen Sie fest, welche Farbe das eingeatmete Licht hat. Nehmen Sie wahr, ob sich die Farbe des Lichts während der Übung weiter verändert. Wie verändert sich das Licht durch das Einatmen und Verteilen im Körper? Nehmen Sie wahr, ob sich die Farbe des Lichtes während der Übung erneut weiter verändert. Besteht dieses Licht in Ihrer Wahrnehmung aus Lichttröpfchen, wie aus einem Wasserfall, aus einer angenehmen weichen Wolke oder aus klarer lichthaltiger Luft? Welche Vorstellung und Wahrnehmung haben Sie? Möglicherweise nehmen Sie auch noch andere Strukturen wie Lichtpunkte, Lichtkreise, Lichtkegel o.ä. wahr.

Nehmen Sie noch weitere Qualitäten wahr? Ist es ein warmes, ein angenehm kühlendes, ein weiches Licht? Nehmen Sie wahr, was geschieht, während Sie Atem und Licht durch sich hindurchfließen lassen. Beenden Sie nach einigen Minuten diese Übung durch Strecken, Dehnen, Räkeln und möglicherweise Gähnen.

9.6.5 Naturphantasie

1. Im Liegen
Liegen Sie locker und bequem auf einer für Sie angenehmen Unterlage.
Strecken Sie sich ein wenig durch. Erspüren Sie mit geschlossenen Augen, welche Bewegungen, Dehnungen und Streckungen für Sie jetzt angenehm sind. Führen Sie diese Bewegungen aus.

2. Im Sitzen

Nehmen Sie eine bequeme Sitzhaltung ein. Versuchen Sie verschiedene Haltungen und Stellungen des Kopfes. Suchen Sie eine Haltung, in der die Muskulatur möglichst locker und entspannt ist und in der der Atem frei fließen kann. Wann immer Ihnen jetzt oder während der Übung eine noch bequemere Haltung einfällt, nehmen Sie sie ein.

Phantasiereise

Suchen Sie in Ihrer Erinnerung einen angenehmen Augenblick der Ruhe und Entspannung in der Natur auf. Dies kann z.b. ein bestimmter Augenblick an einem Urlaubsort sein, den Sie einmal aufgesucht haben oder ein Ort in Ihrer Umgebung. Vielleicht ist es ein Ort am Meer oder an einem Mittelgebirgssee oder auch auf einem Berg. Suchen Sie den angenehmsten Ort aus, wenn Ihnen mehrere einfallen. Stellen Sie sich vor, Sie seien jetzt an diesem Ort. Stellen Sie es sich ganz genau vor.

Was sehen Sie um sich herum? Welche Gegenstände, Pflanzen, Bäume, sind um Sie herum? Wie ist das Licht? Wie sind die Farben? Scheint die Sonne? Wie sieht der Himmel aus?

Was hören Sie um sich herum? Naturgeräusche wie z.B. Vogelzwitschern oder Bachplätschern, leises Blätterrauschen im Wind, Wellenrauschen? Hören Sie Musik oder andere angenehme Klänge? Sind diese Klänge ganz nah oder weit weg?

Was fühlen Sie? Nehmen Sie den Raum um sich herum bewußt wahr? Wie fühlen sich die Gegenstände um Sie herum an? Wie fühlen Sie sich selbst in dieser Szene?

Achten Sie einmal bewußt auf Ihre Atmung. Was hat sich verändert, seit Sie sich die angenehme Naturszene vorgestellt haben?

Verweilen Sie in der Naturszene und lassen Sie es sich gutgehen.

Lassen Sie sich mit dem Ausatmen bewußt immer ruhiger und schwerer auf die Unterlage heruntersinken. Lassen Sie den Ausatemzug selbst vielleicht noch etwas länger werden und lassen Sie die Atemluft ganz sanft aus sich heraussinken.

Stellen Sie sich Ihre Naturszene ganz intensiv vor. Vergegenwärtigen Sie sich genau, was Sie sehen, was Sie hören und was Sie fühlen und wie Sie sich selbst fühlen. Lassen Sie die Atmung ruhig und frei fließen. Können Sie diesen Zustand genießen? Wie geht es Ihnen jetzt?

Option

Haben Sie Ideen, wie Sie das angenehme Naturerlebnis noch angenehmer gestalten können?

Möchten Sie noch mehr Blüten, noch ein paar bunte Vogelstimmen, ein wenig mehr Sonne oder ein wenig mehr Schatten? Wenn Sie möchten, verändern Sie ihren Eindruck so, wie es für Sie am angenehmsten ist. Verändern Sie das Licht, die Farben, die Naturgeräusche usw., bis Sie den angenehmsten Gesamteindruck gefunden haben.

Wie geht es Ihnen jetzt? Wie fühlen Sie sich? Wie atmen Sie? Atmen Sie ruhig und regelmäßig?

Lassen Sie sich Atemzug für Atemzug immer wieder ruhig und schwer auf die Unterlage heruntersinken. Lassen Sie die Ausatemluft ganz sanft aus sich heraussinken. Genießen Sie diesen Zustand noch einige Zeit. Beenden Sie die Übung dann.

Bewegen Sie zuerst die Finger und Zehen, später Hände und Füße allmählich und vorsichtig. Dehnen, strecken, und räkeln Sie sich. Gähnen Sie, wenn der Impuls dazu von selbst kommt. Kneifen Sie die Augen fest zusammen. Blinzeln Sie etwas und tun Sie alles, was Sie z.B. nach langem erholsamem Schlaf tun um wieder ganz wach, ausgeruht und fit zu werden. Kommen Sie so aus der Übung zurück.

9.6.6 Entspannungsreise mit dem Boot

1. Im Liegen

Suchen Sie eine entspannte Liegeposition auf. Achten Sie darauf, daß sich die Unterlage angenehm anfühlt. Lassen Sie sich mit dem Ausatmen zugleich bewußt auf die Unterlage heruntersinken. Lassen Sie die Ausatmung Atemzug für Atemzug immer länger werden und lassen Sie die Atemluft ganz sanft aus sich heraussinken.

2. Im Sitzen

Nehmen Sie eine bequeme Sitzhaltung ein. Versuchen Sie verschiedene Haltungen und Stellungen des Kopfes. Suchen Sie eine Haltung, in der die Muskulatur möglichst locker und entspannt ist und in der der Atem frei fließen kann. Wann immer Ihnen jetzt oder während der Übung eine noch bequemere Haltung einfällt, nehmen Sie sie ein.

Phantasiereise

Stellen Sie sich vor, Sie werden gleich eine Entspannungsreise mit einem Boot unternehmen. Halten Sie die Augen locker geschlossen. Wenn

Sie möchten, kneifen Sie die Augen nochmals ganz fest zusammen und blinzeln Sie anschließend ein wenig. Lassen Sie die Augenlider dann locker zufallen und schließen Sie die Augen.

Suchen Sie sich in Ihrer Phantasie einen kleinen See oder einen ruhig dahinströmenden Fluß aus. Stellen Sie sich das Bild dieses Sees oder des Flusses vor. Wie fühlt sich das Wasser an? Hören Sie leise plätschernde Wellengeräusche oder ist das Wasser ganz ruhig? Ist Vogelgezwitscher zu hören? Scheint die Sonne? Werden Sie angenehm von der Sonne durchwärmt oder sind Sie im angenehm kühlenden Schatten?

Stellen Sie sich nun ein Boot, Schiff oder Floß vor, in dem Sie sich eine Weile auf dem Wasser treiben lassen möchten. Ist Ihr Boot eher lang und geschlossen wie ein Kanu, mehr offen und bauchig oder ganz flach wie ein Floß?

Stellen Sie sich vor, Sie sitzen oder liegen bequem auf Ihrem Boot. Atmen Sie ruhig und lassen Sie sich beim Ausatmen locker auf die Unterlage sinken. Lassen Sie sich von der Unterlage tragen. Wie fühlt sich die Unterlage an? Sinken Sie vielleicht ein wenig in sie ein.

Lassen Sie Kopf, Nacken, Schultern und Arme bewußt locker und entspannt sein. Lassen Sie Ihren Körper Ausatemzug für Ausatemzug mehr von der Unterlage tragen. Vielleicht werden dadurch die Muskeln immer lockerer und entspannter. Werden die Ausatemzüge tiefer und länger? Lassen Sie die Atemluft sanft aus sich heraussinken.

Stellen Sie sich vor, was Sie um sich herum sehen. Bäume am Ufer, deren Äste vielleicht über das Wasser hängen und Schatten spenden, Schilfgras, die Wasseroberfläche, die vielleicht ganz glatt ist oder vielleicht von sanften Wellen gekräuselt. Vielleicht sehen Sie Enten oder Schwäne. Stellen Sie sich vor, wie es sich anfühlt, sich auf dem Wasser treiben zu lassen. Schaukelt das Boot sanft oder gleitet es majestätisch dahin? Streicht angenehme Luft an Ihnen vorbei? Fühlen Sie sich ruhig und entspannt? Genießen Sie die frische Luft? Hören Sie leises Plätschern? Hören Sie Vogelzwitschern?

Gönnen Sie sich ein wenig Zeit, um die Eindrücke um sich herum zu genießen. Was sehen Sie noch um sich herum? Wie fühlt es sich an, diese Entspannungsreise auf dem Boot zu unternehmen? Ist die Luft jetzt ruhig oder gibt es eine sanfte Brise? Hören Sie angenehm entspannende Musik? Lassen Sie sich soviel Zeit, wie Sie möchten.

Kommen Sie nun zurück, indem Sie sich strecken und dehnen, die Augen zukneifen und blinzeln. Wenn es von selbst entsteht, lassen Sie auch Gähnen zu und kommen Sie anschließend wieder wach und entspannt ins Hier und Jetzt zurück.

Bei den folgenden beiden Übungen handelt es sich um moderne Umsetzungen des klassischen Vergegenwärtigungsverfahrens aus der Progressiven Muskelentspannung.

9.6.7 Lichtwasserfall

1. Im Liegen

Suchen Sie eine entspannte Liegeposition auf. Achten Sie darauf, daß sich die Unterlage angenehm anfühlt. Lassen Sie sich mit dem Ausatmen zugleich bewußt auf die Unterlage heruntersinken. Lassen Sie die Ausatmung Atemzug für Atemzug immer länger werden und lassen Sie die Atemluft sanft aus sich heraussinken.

2. Im Sitzen

Nehmen Sie eine bequeme Sitzhaltung ein. Versuchen Sie verschiedene Haltungen und Stellungen des Kopfes. Suchen Sie eine Haltung, in der die Muskulatur möglichst locker und entspannt ist und in der der Atem frei fließen kann. Wann immer Ihnen jetzt oder während der Übung eine noch bequemere Haltung einfällt, nehmen Sie sie ein.

Stellen Sie sich vor, Sie befinden sich in der Nähe eines Lichtwasserfalls. Sie können sich auch vorstellen, Sie befänden sich direkt unter dem Lichtwasserfall, und weiche sanfte Lichttröpfchen würden Ihre Kopfhaut massieren, sanft von oben in den Hinterkopf eindringen und sich sanft hin und her schwingend im Kopf verteilen. Stellen Sie sich das glitzernde bunte Licht vor, das von jedem kleinen Lichttröpfchen ausgeht. Vielleicht ist das Licht jedoch einfach weiß oder es hat eine andere Farbe. Verändert sich die Farbe, während das Licht sanft, vielleicht weich lockernd, durch den Kopf fließt? Wird das Gesicht von innen und auch durch Lichttröpfchen, die von außen kommen, sanft massiert? Atmen Sie aus und lassen Sie den Ausatemzug möglichst lang werden. Lassen Sie sich gleichzeitig schwer und ruhig auf die Unterlage heruntersinken.

Lassen Sie nun die Lichttröpfchen aus dem Lichtwasserfall weiter nach unten in den Halsbereich eindringen und stellen Sie sich, wenn Sie möchten, auch vor, daß Kopf und Hals auch von außen von kleinen Lichttröpfchen umspült und sanft gelockert werden. Ändert sich die Farbe beim Eindringen der Lichttröpfchen in den Hals– und Nackenbereich? Wie fühlt es sich an? Haben Sie noch andere innere Wahrnehmungen?

Lassen Sie nun die Lichttröpfchen weiter in den Schulterbereich und in den Brustkorb eindringen und gleichzeitig diese Körperregionen von sanften Lichttröpfchen aus dem Lichtwasserfall von außen umspülen. Ändert sich die Farbe der Lichttröpfchen? Wie fühlen Sie sich? Atmen Sie bewußt tief aus und lassen Sie sich von der Unterlage tragen. Geben Sie Ihr ganzes Gewicht an die Unterlage ab. (Wenn Sie sitzen, achten Sie darauf, gerade aufgerichtet und dennoch gleichzeitig locker zu sitzen.) Wie fühlt es sich an? Haben Sie noch andere innere Wahrnehmungen?

Lassen Sie die Lichttröpfchen in den rechten Oberarm, rechten Ellbogen, rechten Unterarm, rechtes Handgelenk, die Hand und die Finger eindringen. Nehmen Sie dabei wahr, ob sich die Farbe des Lichtes ändert. Wie groß oder klein sind die Tröpfchen? Wie bewegen sie sich? Wie fühlt sich das an? Lassen Sie den ganzen rechten Arm auch von außen von Lichttröpfchen umspülen und sanft lockernd massieren. Was erleben Sie innerlich? Was nehmen Sie wahr? Wie fühlt sich diese Erfahrung an?

Lassen Sie nun die Lichttröpfchen in den linken Oberarm, linken Ellbogen, linken Unterarm, das linke Handgelenk, die Hand und die Finger eindringen. Nehmen Sie dabei irgendwelche Veränderungen in der Farbe der Lichttröpfchen wahr? Ändert sich die Größe, die Bewegung? Wie fühlt es sich an, wenn die Lichttröpfchen von innen und auch aus dem Lichtwasserfall von außen diese Körperregionen sanft lockern? Atmen Sie wieder bewußt ganz locker aus und lassen Sie sich auf die Unterlage heruntersinken.

Lassen Sie nun die Lichttröpfchen in den gesamten Brust- und Bauchraum eindringen. Wie verändern sich Farbe, Form, Größe und Bewegung der Lichttröpfchen? Lassen Sie auch von außen Lichttröpfchen aus dem Lichtwasserfall Ihren Körper sanft lockernd massieren. Wie fühlt sich die Atembewegung an? Atmen Sie ruhig und regelmäßig? Ist die Ausatmung jetzt ganz lang geworden? Lassen Sie vielleicht nach dem Ausatmen eine kleine Pause entstehen und stellen Sie fest, ob die Einatembewegung von selbst und ohne Ihr Zutun erfolgt oder auch nur fast wie von selbst.

Wie fühlt es sich an? Welche inneren Wahrnehmungen haben Sie?

Lassen Sie nun die Lichttröpfchen in den Unterbauch und Beckenraum eindringen und dort ebenfalls eine zusätzliche sanfte Lockerung erzeugen. Lassen Sie dies auch durch Lichttröpfchen von außen, die aus dem Lichtwasserfall an Ihnen herunterströmen, geschehen. Ändert sich die Größe der Lichttröpfchen, Farbe, Form und Bewegung? Wie fühlen Sie sich? Wird der Beckenboden beim Einatmen sanft nach unten geschoben und federt er beim Ausatmen wieder zurück? Beginnt die Einatembewegung im Unterbauch? Verweilen Sie ein wenig beim bewußten Erspüren des Beckenbodens. Erleben Sie die Gefühlsqualitäten „Ganz-bei-sich-selbst-Sein", „Innerlich-ruhig-Sein", „Innere Kräfte entdecken" usw.?

Lassen Sie nun die Lichttröpfchen weiter in den rechten Oberschenkel, das rechte Knie, dann in den rechten Unterschenkel, das rechte Fußgelenk, den rechten Fuß und die Zehen eindringen und gleichzeitig auch Lichttröpfchen von außen sanft an Ihnen heruntergleiten und den Körper massieren. Welche Farben haben die Lichttröpfchen? Welche Formen und welche Bewegungen der Lichttropfen nehmen Sie wahr? Wie fühlen Sie sich beim Eindringen der Lichttröpfchen in den rechten Oberschenkel, das rechte Knie, den Unterschenkel, das rechte Fußgelenk, den rechten Fuß und die Zehen? Atmen Sie weiter ruhig und regelmäßig? Sind Sie noch entspannter als vor diesem Vorgang?

Lassen Sie nun die Lichttröpfchen in den linken Oberschenkel, das linke Knie, dann in den linken Unterschenkel, das linke Fußgelenk, den linken Fuß und die Zehen eindringen und dabei gleichzeitig auch von außen sanft den Körper lockernd massieren.

Gönnen Sie sich noch ein wenig Zeit und verweilen Sie bei den angenehmen inneren Eindrücken.

Kommen Sie nun zurück, indem Sie sich strecken und dehnen, die Augen zukneifen und blinzeln. Wenn es von selbst entsteht, lassen Sie auch Gähnen zu und kommen Sie anschließend wieder wach und entspannt ins Hier und Jetzt zurück.

9.6.8 Lichtkugel

Die folgende Übung können Sie entweder in einem bequemen Sessel durchführen, der die Möglichkeit bietet, den Kopf anzulehnen und die Arme aufzulegen. Wenn es bequem für Sie ist, dann legen Sie die Füße hoch (entweder auf einen Hocker, Fußschemel, einen mit einer Decke gepolsterten Küchenstuhl o.ä.).

Sie können diese Übung auch im Liegen durchführen. Legen Sie hierzu zwei oder drei gefaltete Decken auf den Boden, so daß die Unterlage bequem und weich genug für Sie wird.

Räkeln und dehnen Sie sich. Strecken Sie sich etwas durch und gähnen Sie auch, wenn Sie möchten. Nehmen Sie eine bequeme Körperhaltung ein. Wenn Sie diese gefunden haben, lassen Sie sich bequem auf die Unterlage sinken und geben Sie mehr und mehr Ihr Gewicht an die Unterlage ab. Verändern sie ihre Liege– oder Sitzposition, falls es eine noch behaglichere Position gibt.

Lassen Sie sich insbesondere während des Ausatmens ganz bewußt innerlich los und lassen Sie sich zunehmend lockerer auf die Unterlage sinken. Lassen Sie Ihre Muskeln in allen Körperabschnitten immer lockerer werden und beobachten Sie, wie sich dadurch der Körper immer schwerer anfühlt und die Ausatemzüge immer länger werden. Es mag Ihnen so vorkommen, als könnten Sie mit jedem Atemzug tiefer ausatmen.

Stellen Sie sich vor, daß Sie eine kleine Lichtkugel von der Größe einer Murmel oder eines Tischtennisballes in Ihrem Kopf haben, die ein angenehmes sanftes Licht ausstrahlt, Sie entspannt und innerlich ruhig werden läßt. Lassen Sie die Lichtquelle etwas größer oder kleiner werden und lassen Sie das ursprünglich vielleicht weiße Licht eine andere Farbschattierung annehmen, wenn es angenehm für Sie ist. Vielleicht versuchen Sie es auch mit einem bunten Regenbogenspektrum.

Lassen Sie nun die Lichtquelle langsam nach unten in den Hals wandern, Nacken und Hals sanft entspannend von diesem Licht durchstrahlen. Möglicherweise nimmt das Licht jetzt einen leicht bläulichen Farbton an. Vielleicht nehmen Sie innerlich auch einen anderen Farbton wahr. Wie fühlt sich die Halsregion jetzt an? Sind die Muskeln locker? Was nehmen Sie sonst noch innerlich wahr?

Lassen Sie die Lichtkugel nun in den Schulterbereich wandern und die Schultern sanft entspannend mit Licht durchstrahlen.

Lassen Sie die Lichtkugel dann durch das rechte Schultergelenk weiter zum Oberarm wandern und diese Körperregion sanft lockernd und entspannend vom Licht durchströmen.

Die Lichtkugel wandert dann durch den Ellbogen zum rechten Unterarm, dann durch das rechte Handgelenk in die rechte Hand. Lassen Sie jeden Finger von diesem Licht erreichen und durchstrahlen. Spüren Sie, wie Ihr rechter Arm ruhig und locker auf dem Boden liegt? Welche Gedanken nehmen Sie jetzt wahr? Welche inneren Bilder nehmen Sie wahr? Vielleicht nehmen Sie auch innere Klänge oder Töne wahr, die Sie mit diesem Zustand assoziieren, Klänge die Sie vielleicht schon kennen, Klänge, die vielleicht ganz neu sind und Ihnen dennoch vertraut vorkommen?

Lassen Sie die kleine Lichtkugel nun durch das linke Schultergelenk in den linken Oberarm wandern und angenehm lockernd entspannend den Oberarm mit Licht durchströmen.

Lassen Sie das Licht nun weiter nach unten durch das Ellbogengelenk in den linken Unterarm wandern und auch dort ein Gefühl der Ruhe und Entspannung von diesem Licht hervorrufen.

Lassen Sie das Licht durch das Handgelenk in die linke Hand hinunterwandern und von dort auch in die einzelnen Finger hineinstrahlen. Wie fühlt sich der linke Arm jetzt an? Locker, entspannt, von Ruhe durchströmt? Welche Gedanken, inneren Bilder, inneren Klänge tauchen jetzt auf?

Lassen Sie das kleine Licht jetzt in den Brustkorb wandern und diesen innen angenehm entspannend mit dem Licht erfüllen. Lassen Sie die Lichtkugel ihre Größe und auch Farbe möglicherweise etwas ändern, so wie es angenehm für Sie ist. Wenn Sie möchten, können Sie mit der Farbe Grün experimentieren. Nehmen Sie die angenehmen Veränderungen, die jetzt dort auftreten, innerlich wahr.

Lassen Sie die Lichtkugel bis unterhalb des Zwerchfells etwa in die Magengegend wandern und wandeln Sie, wenn Sie möchten, die Größe der Kugel und die Farbe des ausgestrahlten Lichtes weiter ab. Lassen Sie die Lichtkugel eine für Sie angenehme Größe und das ausgestrahlte Licht eine für Sie angenehme Farbe annehmen. Experimentieren Sie, wenn sie möchten, mit der Farbe Gelb. Welche inneren Bilder tauchen auf? Wie fühlen Sie sich? Was nehmen Sie sonst noch innerlich wahr?

Lassen Sie die Kugel nun in die Gegend unterhalb des Nabels wandern (etwa ein Drittel Handbreit unterhalb des Nabels) und auch dort eine für Sie angenehme Größe Ihrer Lichtkugel und eine angenehme Farbe der Lichtausstrahlung annehmen. Experimentieren Sie, wenn Sie möchten, mit der Farbe Orange. Atmen Sie locker und entspannt? Dehnt sich der Unterbauch und der Beckenboden beim Einatmen aus und sinkt er beim Ausatmen entspannt zurück? Wie fühlt sich das an? Was nehmen Sie sonst noch innerlich wahr?

Lassen Sie Ihre Lichtkugel weiter nach unten wandern bis ganz tief in die Beckenschale und lassen Sie auch dort die Lichtkugel eine für Sie angenehme Größe und eine von der Farbe her angenehme Lichtausstrahlung annehmen. Vielleicht mögen Sie tiefes Rot oder auch eine andere Farbe.

Sind Sie jetzt wohlig entspannt? Was nehmen Sie sonst noch innerlich wahr?

Lassen sie jetzt die kleine Lichtkugel durch den rechten Hüftbereich in den rechten Oberschenkel wandern und vom Licht der Kugel angenehm entspannend durchstrahlen.

Lassen Sie das Licht jetzt langsam durch das Kniegelenk in den rechten Unterschenkel wandern und auch hier entspannend und angenehm lockernd im Unterschenkel wirken. Wie fühlen Sie sich? Welche inneren Bilder tauchen auf? Was nehmen Sie sonst noch innerlich wahr?

Lassen Sie die Kugel jetzt durch das Sprunggelenk in den Fuß wandern und von dort bis in die einzelnen Zehen strahlen. Nehmen Sie jeden Zeh nacheinander einzeln wahr, wie er vom Licht entspannend durchstrahlt wird. Ihr rechtes Bein ist jetzt ganz entspannt. Nehmen Sie deutlich den Unterschied zwischen dem rechten und linken Bein wahr. Welche Gedanken, inneren Bilder, Klänge kommen Ihnen zu Bewußtsein?

Lassen Sie das Licht nun durch den linken Hüftgelenksbereich in den linken Oberschenkel wandern und diesen innerlich angenehm lockernd vom Licht berühren.

Lassen Sie nun das kleine Licht durch das linke Knie in den linken Unterschenkel wandern und angenehm lockernd den linken Unterschenkel durchstrahlen.

Lassen Sie nun das Licht durch das linke Sprunggelenk in den linken Fuß wandern und den Fuß sowie auch die Zehen einzeln angenehm lockernd vom Licht durchströmen.

Nehmen Sie die einzelnen Zehen gesondert für sich wahr. Welche inneren Gefühle, Gedanken, Bilder, Klänge kommen Ihnen zu Bewußtsein?

Atmen Sie ruhig und locker, „ganz wie von selbst".

Verweilen Sie so lange Sie möchten in diesem Zustand.

Nachdem Sie eine gewisse Zeit so verweilt haben (ein paar Augenblicke oder bis zu 20 Minuten, ganz wie es für Sie angenehm ist), kehren Sie wieder in einen angenehmen, wach entspannten Zustand zurück, indem Sie zunächst die Finger und Zehen vorsichtig bewegen, anschließend die Hände und Füße und dann Arme und Beine. Atmen Sie tiefer ein und aus. Dehnen, strecken und räkeln Sie sich wie nach einem langen erholsamen Schlaf. Gähnen Sie, wenn Sie möchten. Spannen Sie zum Schluß dort, wo es für Sie angenehm ist, noch einmal Ihre Muskeln fest an und dehnen und strecken Sie sich erneut, bis Sie wieder ganz entspannt, wach und frisch sind.

9.6.9 Phantasiereise Insel

Die nachfolgende geleitete Phantasiereise kann auch mit der klassischen Progressiven Muskelentspannung mit sieben Muskelgruppen verbunden werden (s. Olschewski, [21]).

Nehmen Sie eine bequeme Liegehaltung ein. Strecken und räkeln Sie sich durch. Lassen Sie sich zusammen mit der Ausatmung locker und entspannt auf die Unterlage heruntersinken. Atmen Sie tief aus.

Stellen Sie sich vor, Sie kommen auf eine ruhige, malerische Insel in der Südsee. Sie können in einem Einbaum, einem Ruderboot, mit einem Floß, einem Surfbrett usw. oder auch mit einem Fallschirm aus der Luft ankommen. Stellen Sie sich vor, Sie steigen ins Wasser und ziehen Ihr Wasserfahrzeug an Land (bergen den Fallschirm) und genießen das Gefühl des angenehm wärmenden Sandes unter ihren Fußsohlen. Welches Geräusch wird beim Laufen im Sand erzeugt? Legen Sie sich auf den Rücken, um sich auszuruhen. Wie fühlt sich der Sand an, welche Farbe, welche Temperatur hat er? Sind die Sandkörner ganz fein oder etwas gröber?

Lassen Sie sich auf dem Sand nieder. Lassen Sie beim Ausatmen den Atem ganz aus sich herausfließen. Lassen Sie am Ende der Ausatembewegung eine kleine Pause entstehen, in der Sie sich entspannen und erleben Sie, ob die Einatembewegung ganz von selbst entsteht, ohne daß Sie bewußt luftholen müssen.

Muskelanspannungsphase 1

Strecken Sie die Füße nach unten. Beugen Sie gleichzeitig die Zehen nach unten in Richtung zum Boden. Beugen Sie sie maximal nach unten, so daß in den Fuß- und Wadenmuskeln eine maximale Anspannung entsteht. Halten Sie die maximale Spannung 3–5 Sekunden und lassen Sie sie JETZT wieder los (Sie können anschließend, wenn Sie möchten, einige Lockerungsbewegungen ausführen).

Stellen Sie sich nun vor, Sie würden sich umsehen und hinter sich Palmen und einen angenehmen freundlichen Wald mit vielen bunten Blüten, prächtigen bunten Vögeln mit exotischen Stimmen erleben, ein kleines Bächlein aus dem Wald heraus ins Meer fließen sehen und das Plätschern eines kleinen Urwaldwasserfalls im Inneren der Insel hören. Vor sich sehen Sie den Strand, vielleicht einige Muscheln. Gibt es in der Nähe noch andere Palmeninseln? Ist der Himmel ganz klar und blau? Wie ist die Farbe des Wassers? Wo steht die Sonne? Liegen Sie gerade im Schatten?

Nehmen Sie alles genau wahr. Was sehen Sie, was hören Sie und wie fühlen Sie sich jetzt? Nehmen Sie wahr, wie Sie jetzt atmen.

Muskelanspannungsphase 2

Ziehen Sie die Zehen kopfwärts und tun Sie so, als könnten Sie die Beine im Kniegelenk noch mehr strecken und lassen Sie durch diesen Vorgang die Oberschenkelmuskulatur eine maximale Spannung entwickeln. Spannen Sie die genannten Muskeln maximal an. Heben Sie, wenn Sie gut trainiert sind, die Beine ein wenig vom Boden ab. Die Bauchmuskulatur wird angespannt. Halten Sie die Spannung für 3–5 Sekunden und lassen Sie JETZT wieder los (Sie können anschließend, wenn Sie möchten, einige Lockerungsbewegungen ausführen).

Stellen Sie sich vor, Sie würden sich nun aufmachen, um noch mehr von der Schönheit der Insel zu genießen. Gehen Sie auf einem gemütlichen Pfad in den Wald mit den bunten Blüten hinein, bis Sie vor sich den kleinen Dschungelwasserfall sehen. Vielleicht ist er nur 1–2 Meter hoch, vielleicht noch ein klein wenig höher. Erleben Sie, wie das Wasser nach unten fällt und sich zunächst in kleine Tröpfchen auflöst, die wie kleine bunte Edelsteine glitzern. Beobachten Sie für ein paar Augenblicke einen Tropfen ganz genau, wie er in der Luft schwebt und dann langsam zu Boden sinkt. Erleben Sie bewußt das Rauschen und das Plätschern des Wasserfalls. Sehen Sie über den Rand des Felsens, von dem das Wasser herunterfließt, nach oben zum Himmel. Nehmen Sie seitlich die Bäume und die bunten Blüten und über sich den blauen Himmel wahr. Genießen Sie die Farben und versuchen Sie, das gesamte Blickfeld gleichzeitig zu erfassen, ohne daß sie einen bestimmten Gegenstand näher ansehen. Vielleicht fühlen Sie den einen oder anderen Wassertropfen auf Ihrer Haut, genießen Sie die kühle klare und vielleicht angenehm duftende Luft, die beim Einatmen sanft in den Körper aufgenommen wird und beim Ausatmen wieder aus ihm herausströmt.

Muskelanspannungsphase 3

Spannen Sie die Gesäßmuskulatur an, so daß sich der Körper etwas vom Boden abhebt. Drücken Sie beide Beine nach innen gegeneinander. Spannen Sie die Gesäßmuskeln und die Muskeln der Beine maximal an. Halten Sie die Spannung 3–5 Sekunden und lassen Sie JETZT los (Sie können anschließend erneut, wenn Sie möchten, einige Lockerungsbewegungen ausführen).
Sehen Sie nach unten. Vor Ihren Füßen fließt der kleine Bach mit dem klaren Wasser vorbei. Vielleicht möchten Sie sich an den Rand setzen, vielleicht die Hände ins angenehm kühlende Wasser strecken, vielleicht ein wenig trinken. Wenn sie trinken, genießen Sie den angenehm kühlen klaren, reinen Geschmack. Wie fühlt sich dieses Wasser auf der Haut an? Sehen Sie hinab zum Grund des Baches. Vielleicht ist das Wasser nur ganz flach. Sehen Sie sich die Kieselsteine auf dem Grund des Baches an. Möchten Sie einen davon in die Hand nehmen? Wie glatt, wie fest fühlt er sich an? Hat der Stein eine Maserung? Ist er ein wenig durchscheinend? Sind vielleicht kleine kristallartig glitzernde Einschlüsse innerhalb der Oberfläche oder weiter drinnen zu sehen? Nehmen Sie nun wieder das gesamte Bild der Natur um sich herum wahr. Genießen Sie die Naturgeräusche dieses schönen Ortes in der paradiesischen Natur. Wie fühlen Sie sich? Wie atmen Sie jetzt? Ist der Ausatemzug länger geworden?

Muskelanspannungsphase 4

Ziehen Sie Schultern und Arme fußwärts, bis im Schultergürtel eine leichte Spannung entsteht. Spreizen Sie die Finger. Drücken Sie mit dem gesamten Schultergürtel, den Rückseiten der Oberarme (mit dem Trizepsmuskel) und Unterarme sowie den Handrücken nach unten gegen den Boden. **Spannen Sie alle genannten Muskelgruppen maximal an. Halten Sie die Spannung 3–5 Sekunden und lassen Sie JETZT los.**

Wenden Sie sich nun einer Blüte zu, die Ihnen besonders gut gefällt. Welche Farbe hat Sie? Wie ist die Form? Wie fühlt sich die Oberfläche der Blütenblätter an? Wie schmeckt der Nektar, den Insekten oder kleine Vögel aus dieser Blüte trinken können? Sehen Sie sich in der Mitte der Blüte einzelne Blütenstempel, Staubgefäße oder kleinste Blütenblätter an und genießen Sie den Anblick, den Duft der Blüte. Wie klingt die Stimme des Vogels, der am liebsten aus dieser Blüte trinkt?

Wenden Sie sich nun wieder dem Gesamteindruck zu: das Rauschen des kleinen Wasserfalls, das Plätschern des Bächleins, die exotischen Vogelstimmen, das Wohlgefühl der angenehmen Luft, die vielleicht sanft an der Haut vorbeistreicht, die bunten Farben um Sie herum. Atmen Sie ruhig und sanft ein und aus.

Muskelanspannungsphase 5

Strecken Sie die Arme nach unten und umgreifen Sie von der Seite mit den Händen die Oberschenkel. Üben Sie mit den Schulter–, Arm– und Handmuskeln einen Druck von seitlich gegen den Körper aus.

Spannen Sie alle genannten Muskelgruppen maximal an. Halten Sie die Spannung 3–5 Sekunden und lassen Sie JETZT los.

Stellen Sie sich vor, Sie gehen weiter durch die Insel und entdecken eine kleine Anhöhe, die eben gerade über die Baumwipfel hinausragt. Blicken Sie von hier aus in die Ferne. Wenn Sie vorher keine andere Insel gesehen haben, können Sie jetzt vielleicht eine entdecken oder Sie können eine Insel, die Sie vorher sahen, aus einem anderen Blickwinkel sehen. Nehmen Sie das Bild genau wahr. Welche Gedanken gehen Ihnen durch den Kopf (z.B. wer wird dort wohnen, welche Pflanzen gibt es dort usw.)? Lassen Sie Ihren Körper vielleicht angenehm von der Sonne durchwärmen. Vielleicht mögen Sie lieber Schatten. Das Rauschen des Wasserfalls ist etwas weiter weg. Vielleicht fließt in der Nähe plätschernd der Bach vorbei, der den Wasserfall speist. Spiegelt sich die Sonne in der Oberfläche dieses kleinen

Bächleins? Wenn Sie den Bach vor sich sehen, konzentrieren Sie sich einmal auf eine einzige kleine Wellenstruktur und nehmen Sie sie bewußt wahr. Vielleicht möchten Sie auch eine kleine Blume, ein Gras genauer wahrnehmen.

Genießen Sie nun wieder den Gesamteindruck der Insel. Was sehen, hören, riechen, fühlen Sie ganz in der Nähe – weiter weg? Atmen Sie ruhig und entspannt und genießen Sie es.

Muskelanspannungsphase 6

Kneifen Sie die Augenmuskeln zusammen, rümpfen Sie die Nase, ziehen Sie den Mund ganz breit (Breitmaulfroschmund) und strecken Sie das Kinn in Richtung Brustbein und spannen dadurch die Halsmuskulatur. Spannen Sie alle genannten Muskelgruppen maximal an. Halten Sie die Spannung 3–5 Sekunden und lassen Sie JETZT los.

Gehen Sie nun wieder zum Strand zurück und lassen Sie die verschiedenen Eindrücke auf dem Weg dorthin bewußt vorbeiziehen. Registrieren Sie, was Sie sehen, was Sie hören und was Sie fühlen? Wie riecht es?

Wenn Sie möchten, kosten Sie von der einen oder anderen exotischen Frucht, die Sie an den Bäumen finden. Pflücken Sie sie, riechen Sie daran, sehen Sie sie genau an und fühlen Sie sie dann bei geschlossenen Augen. Essen Sie die Frucht und genießen Sie ihren Geschmack.

Kommen Sie nun zurück zum Strand und stellen Sie sich vor, Sie würden eine Hängematte, die zwischen zwei Bäumen aufgespannt ist, vorfinden. Wenn Sie möchten, legen Sie sich hinein und schaukeln sanft hin und her, hin und her, so wie der Atem in den Körper aufgenommen wird und wieder aus ihm herausfließt, so wie die Wellen langsam auf den Strand hinauf ausfließen und langsam wieder zurücksinken ins Meer. Nehmen Sie alles, was Sie um sich sehen, wahr, was Sie fühlen, die Naturgeräusche, die Meeresluft, die Düfte der Blüten ... .

Muskelanspannungsphase 7

Drücken Sie den Hinterkopf nach unten gegen die Unterlage und spannen Sie die Rückenmuskeln dadurch an. Drücken Sie Hände, Arme und Schultern gegen die Unterlage. Spannen Sie alle genannten Muskelgruppen maximal an. Halten Sie die Spannung 3–5 Sekunden und lassen Sie JETZT los.

Bleiben Sie noch eine Weile an diesem angenehmen Ort, lassen Sie alle Eindrücke, inneren Bilder, Naturgeräusche und Erfahrungen jetzt einmal alle zugleich auf sich wirken, ohne einen bestimmten Eindruck herauszugreifen. Kommen Sie dann anschließend in ihre eigene Zeit zurück, indem

Sie wieder die Finger und Zehen bewegen, dann die Hände und Füße, anschließend die Arme und Beine, sich dehnen, räkeln und strecken wie nach einem langen erholsamen Schlaf. Nehmen Sie anschließend Spannung im Körper auf, strecken Sie sich, dehnen Sie sich, lassen Sie auch Gähnen zu, kneifen Sie die Augen zusammen, blinzeln Sie anschließend und kommen Sie wieder ganz wach und entspannt ins Hier und Jetzt zurück.

9.7 Partner–Atementspannungsübungen

9.7.1 Rücken an Rücken – Atemwahrnehmung

Setzen Sie sich auf zwei gefaltete Decken auf den Boden, Rücken an Rücken mit einem Partner.

Nehmen Sie die eigene Atmung und die damit verbundene Ausdehnung des Brustkorbes und der Flanken wahr.

Stellen Sie fest, ob und an welchen Stellen des Rückens sich der Druck, den Sie gegen den Rücken des Partners ausüben, mit der Atembewegung verändert. An welchen Stellen fühlen Sie selbst die Atembewegung des Partners und auf welche Weise spüren Sie sie? Lassen Sie diese Vorgänge einige Minuten auf sich wirken. Hat sich Ihre eigene Atmung verändert? Hat sich die Atmung des Partners verändert? Wie fühlen Sie sich selbst? Welche Idee, Phantasie haben Sie darüber, wie sich Ihr Übungspartner fühlt? Was nehmen Sie sonst noch wahr?

Beenden Sie die Übung und verweilen Sie noch einige Zeit jeder für sich in einer angenehmen Liegeposition. Spüren und empfinden Sie bewußt nach.

Option
Tauschen Sie mit Ihrem Übungspartner die gemachten Erfahrungen aus.

9.7.2 Dehnung des Brustkorbes

Stehen Sie Rücken an Rücken mit einem Partner und strecken Sie nun beide die Arme nach oben und etwas nach seitlich außen. Lassen Sie sich von Ihrem Übungspartner an den Handgelenken fassen oder verschränken Sie beide die Hände. Anschließend sollte der aktive Übungspartner etwas in die Knie gehen, sich selbst etwas nach vorne beugen und Sie dann auf seinen eigenen Rücken nehmen, bis die Füße vom Boden abheben. Achten Sie darauf, daß hierbei lediglich die Brustwirbelsäule, der Brustkorb und die zugehörigen Muskeln gedehnt werden, jedoch gleichzeitig keine Überdehnung der Schultergelenke stattfindet. Genießen Sie diese anfangs vielleicht sogar etwas schmerzhafte Dehnung und versuchen Sie den Atem möglichst locker fließen zu lassen. Geben Sie dem Partner ein Zeichen, wenn Sie die Übung beenden möchten. Der aktive Partner soll Sie dann langsam wieder in die Ausgangsstellung zurück auf den Boden stellen.

Stehen Sie nach dieser Dehnübung noch für einige Augenblicke möglichst gerade, gleichzeitig locker und runden Sie die Erfahrung durch bewußtes Nachspüren weiter ab.

Vielleicht genießen sie es jetzt besonders, einmal ganz aufrecht und gestreckt zu stehen. Atmen sie möglichst locker und frei ein und aus. Lassen Sie die Atembewegung mehr und mehr von selbst geschehen. (Wenn Sie selbst der aktive Partner sind, kommt es insbesondere darauf an, stark in die Knie zu gehen, um mit dem eigenen Becken unter den Körperschwerpunkt des anderen Partners zu kommen.)

9.7.3 Begleiten und Führen des Atems (Schultergegend)

Liegender Partner

Liegen Sie locker auf der Unterlage. Strecken Sie sich etwas und räkeln Sie sich durch. Kneifen Sie die Augen fest zusammen und blinzeln Sie schließlich mit den Augenlidern. Schließen Sie dann die Augen.

Lassen Sie Ihr Gewicht möglichst locker auf die Unterlage heruntersinken und möglichst gut von dieser tragen. Atmen Sie tief aus. Lassen Sie die Ausatembewegung ganz lang werden und die Ausatemluft ganz aus sich heraussinken. Lassen Sie am Ende des Ausatmens eine kleine Pause entstehen. Warten Sie ab, ob und wie stark der Einatemimpuls von selbst kommt. Versuchen Sie den Beckenboden möglichst locker zu lassen, so daß er sich auch mit kleineren Atembewegungen beim Einatmen nach unten wölbt und beim Ausatmen wieder nach oben zurückfedert.

Lassen Sie Ihren eigenen Körper immer mehr völlig locker und entspannt, während ein aktiver Partner Ihre rechte (linke) Schulter berührt und vorsichtig beginnt, während Ihrer Atembewegung den Druck, den er mit der Hand ausübt, zu steigern und nachzulassen.

Aktiver Partner

Sitzen Sie seitlich des liegenden Partners (Sie können z.B. in der Hocke am Boden sitzen).

Achten Sie darauf, daß Sie selbst eine möglichst bequeme Sitzhaltung einnehmen.

Umgreifen Sie mit sanftem Druck die rechte oder linke Schulter (Sie können später auch einmal versuchen, beide Schultern zugleich zu umfassen). Nehmen Sie zunächst für einige Atemzüge lang die Ein- und Ausatembewegungen Ihres liegenden Partners wahr, indem Sie sie mit den Händen erfühlen. Unterstützen Sie die Atembewegung Ihres Partners anschließend wie folgt:

Steigern Sie parallel zur Einatmung Ihres liegenden Partners ganz sanft und allmählich den Druck, den Sie auf die Schultermuskulatur ausüben. Achten Sie darauf, daß Sie den Druck bis zum Ende des Einatmens beibehalten und dann, wenn die Ausatembewegung begonnen hat, wieder locker lassen. Lassen Sie während der gesamten Ausatembewegung diesen Druck allmählich immer sanfter werden.

Wenn die Ausatembewegung abgeschlossen ist, warten Sie noch eine kleine Weile, bis möglicherweise nach einer kleinen Pause die Einatembewegung beginnt. Beginnen Sie dann erneut wieder mit Ihrer Hand über die gesamte Einatmung hinweg einen allmählich zunehmenden leichten Druck aufzubauen.

Begleiten Sie die Atembewegung Ihres Partners für einige Zeit. Sie können während der Übung von der rechten Schulter zur linken oder, wenn Sie mit der linken Schulter begonnen haben, zur rechten wechseln. Es ist ebenso möglich, bei der Übung beide Schultern gleichzeitig zu berühren.

Beenden Sie die Übung, indem Sie über mehrere Atemzüge die Hand allmählich wieder von der Schulter lösen.

Option

Berühren und halten Sie den liegenden Partner noch für einige Augenblicke am Schultergelenk bevor Sie sich wieder ein wenig weiter von ihm wegsetzen und ihm noch ein wenig Zeit lassen um zurückzukommen.

Der liegende Partner soll sich die Zeit, die er braucht um zurückzukommen, nehmen. Er sollte noch ein wenig nachspüren, innere Bilder auftauchen lassen, in sich hineinhören und sich anschließend räkeln, strecken, dehnen und Bewegungen wie nach einem langen erholsamen Schlaf ausführen, um wieder ganz aus der Übung zurückzukommen.

9.7.4 Begleiten und Führen des Atems (Lendengegend)

Liegender Partner

Liegen Sie locker auf der Unterlage. Strecken Sie sich etwas und räkeln Sie sich durch. Kneifen Sie die Augen fest zusammen und blinzeln Sie schließlich mit den Augen. Schließen Sie dann die Augen. Lassen Sie Ihr Gewicht möglichst locker auf die Unterlage heruntersinken und gut von der Unterlage tragen. Atmen Sie tief aus. Lassen Sie die Ausatembewegung ganz lang werden und die Ausatemluft ganz aus sich heraussinken. Lassen Sie am Ende des Ausatmens eine kleine Pause entstehen. Warten Sie ab, ob und wie stark der Einatemimpuls von selbst kommt. Versuchen Sie den Beckenboden möglichst locker zu lassen, so daß er sich auch mit kleineren Atembewegungen beim Einatmen nach unten wölbt und beim Ausatmen wieder nach oben zurückfedert.

Lassen Sie Ihren eigenen Körper immer mehr völlig locker und entspannt, während ein aktiver Partner Sie im Lendenbereich berührt und vorsichtig beginnt, während Ihrer Atembewegung den Druck, den er mit den Händen ausübt, zu steigern und nachzulassen.

Aktiver Partner

Sitzen Sie seitlich des liegenden Partners (Sie können z.B. in der Hocke oder im Schneidersitz auf dem Boden sitzen).

Legen Sie, wenn Sie auf der rechten Körperseite des liegenden Partners sitzen wollen, seinen rechten Arm etwas zur Seite und sitzen Sie nahe am Körper des liegenden Partners.

Umgreifen Sie den Körper des liegenden Partners von beiden Seiten im Bereich des Übergangs von der Brustwirbelsäule zur Lendenwirbelsäule. Suchen Sie mit Ihren Fingerkuppen die Muskelbäuche auf, die seitlich neben den Dornfortsätzen der Wirbelsäule liegen. Nehmen Sie zunächst für einige Atemzüge lang die Ein- und Ausatembewegungen Ihres liegenden Partners wahr, indem Sie sie mit den Händen erfühlen. Unterstützen Sie diese Atembewegung anschließend wie folgt:

Üben Sie beim Einatmen Ihres liegenden Partners einen sanften Druck auf die oben beschriebenen Muskeln aus, indem Sie die Finger leicht krümmen und die Fingerkuppen gegen die Muskeln drücken. Behalten Sie diesen Druck bei, bis Ihr liegender Partner wieder mit der Ausatmung beginnt, und lassen Sie dann allmählich mit dem Druck nach. Warten Sie bis nach dem Ausatmen eine kleine Pause verstrichen ist und der liegende Partner mit dem Einatmen begonnen hat. Üben Sie erneut einen Druck mit den Fingerkuppen auf die Muskelstränge seitlich der Wirbelsäule aus.

Steigern Sie den Druck weiter sanft zugleich mit dem Einatemvorgang. Beenden Sie die Übung, indem Sie jeweils zum Ende eines Ausatemzuges die unter dem Rücken liegenden Hände allmählich wieder nach außen ziehen. Legen Sie Ihre Hände noch für ein paar Atemzüge seitlich im unteren Brustkorbbereich am Körper des liegenden Partners an. Berühren und halten Sie den liegenden Partner noch für einige Zeit, bevor Sie sich wieder ein wenig weiter von ihm wegsetzen und ihm noch ein wenig Zeit lassen um zurückzukommen.

9.7.5 Begleiten und Führen des Atems (Schulter- und Steißbeingegend)

Aktiver Partner
Diese Übung kann unmittelbar nach der Übung „Lifting" (s. Seite 151) durchgeführt werden.

In diesem Fall ergreift der aktive Partner den linken Arm des liegenden Partners und legt ihn seitlich nach außen auf der Unterlage ab. Auf der linken Seite neben dem Körper des liegenden Partners sitzend oder knieend ergreift er dann das rechte Handgelenk des Partners mit seiner rechten Hand und umfaßt mit seiner linken Hand von außen das rechte Knie des liegenden Partners. Ziehen Sie den Körper Ihres Partners zu sich, bis er in Linksseitenlage liegt. Stabilisieren Sie den Liegenden passiv und mit dessen Hilfe durch Umlagern bis er eine bequeme und entspannte Körperposition erreicht hat.

Liegender Partner
Sollte diese Übung ohne vorheriges „Lifting" (s. Seite 151) durchgeführt werden, gehen Sie wie folgt vor:

Liegen Sie locker in Linksseitenlage (Embryonalhaltung oder andere bequeme Position) auf der Unterlage. Strecken und räkeln Sie sich etwas in dieser Position. Lassen Sie Ihr Gewicht möglichst locker auf die Unterlage sinken. Lassen Sie sich gut von der Unterlage tragen. Atmen Sie tief aus. Lassen Sie die Ausatembewegung ganz lang werden und die Ausatemluft ganz aus sich heraussinken. Lassen Sie dann eine kleine Pause entstehen. Warten Sie ab, ob und wie stark der Einatemimpuls und die Einatembewegung von selbst kommt, ohne daß Sie aktiv Luft holen müssen. Versuchen

Sie den Beckenboden möglichst locker zu lassen, so daß er sich auch mit kleineren Atembewegungen beim Einatmen nach unten wölbt und beim Ausatmen wieder nach oben zurückfedert.

Lassen Sie Ihren eigenen Körper immer mehr völlig locker und entspannt werden.

Bei Durchführung dieser Übung unmittelbar nach der Übung „Lifting": Behalten Sie den entspannten körperlichen und inneren Zustand aus der „Lifting-Übung" möglichst bei. Lassen Sie Ihren eigenen Körper weiterhin locker und entspannt. Achten Sie auf den Beckenboden und lassen Sie diesen möglichst locker und entspannt sein, so daß er sich auch noch bei kleineren Atembewegungen beim Einatmen nach unten wölbt und beim Ausatmen wieder nach oben zurückfedert. Unterstützen sie den aktiven Partner, indem Sie die Position, in die er Sie umlagert, vielleicht noch leicht verändern.

Der aktive Partner sitzt hinter Ihnen und übt sanften Druck auf Ihre Steißbeinregion und die Gegend zwischen den Schulterblättern aus.

Aktiver Partner
Sitzen Sie nun möglichst bequem im Bereich des Rückens Ihres liegenden Partners (Sie können in der Hocke oder auch im Schneidersitz am Boden sitzen).

Legen Sie Ihre linke Hand zwischen den Schulterblättern und dem Nakken auf den Rücken des Partners und die rechte Hand in die Gegend zwischen den Beckenschaufeln (Kreuzbeingegend).

Beginnen Sie vorsichtig parallel zur Atembewegung sanft steigernd Druck mit Ihren Händen auszuüben. Steigern Sie diesen Druck fast unmerklich beim Einatmen. Warten Sie dann, bis der liegende Partner ganz eingeatmet hat und lassen Sie mit dem Druck nach, wenn die Ausatembewegung des Partners begonnen hat. Warten Sie, bis die Ausatmung beendet und vielleicht noch eine kleine anschließende Pause vergangen ist. Beginnen Sie erst wieder den sanften Druck aufzubauen, wenn die Einatembewegung begonnen hat.

Üben Sie nun zusätzlich mit Ihren Händen auch einen sanften Zug aus, indem Sie beim Einatmen des liegenden Partners die Schulterregion nach oben und die Beckenregion nach unten verschieben bzw. dehnen.
Beenden Sie die Übung wie die Übungen zuvor.

9.7.6 Hand auf den Bauch legen

Passiver, liegender Partner

Nehmen Sie als liegender Partner auf einer angenehmen Unterlage Platz. Strecken Sie sich ein wenig durch. Kneifen Sie die Augen fest zusammen und blinzeln Sie hinterher locker. Lassen Sie die Augen, wenn Sie möchten, zufallen. Dehnen Sie die Gesichtsmuskeln in alle möglichen Richtungen und ziehen Sie Grimassen. Dehnen Sie den Nacken, den gesamten Schultergürtel und auch die Arme. Strecken Sie sich in den Beinen. Spüren Sie kurz nach, ob Sie noch an anderen Körperstellen Dehn- und Räkelbewegungen brauchen, und führen Sie sie dann aus.

Geben Sie nun Ihrem Partner ein Zeichen, daß Sie bereit sind, mit der Übung zu beginnen.

Während der Partner Ihre rechte Hand mit seiner linken umfaßt und seine rechte Hand auf dem Rippenwinkel liegt, versuchen Sie sich mit der Ausatembewegung locker fallen zu lassen und Ihr Gewicht auf die Unterlage abzugeben. Lassen Sie den ganzen Körper immer lockerer werden und schwer auf die Unterlage sinken. Atmen Sie tief aus. Vielleicht wird die Atembewegung immer ruhiger. Lassen Sie nach dem Ausatmen eine kleine Pause entstehen und beobachten Sie, ob der Körper auch ganz von selbst einatmet, ohne daß Sie bewußt luftholen müssen.

Versuchen Sie bewußt an etwas Angenehmes, beispielsweise an einen Ort der Ruhe oder einen Urlaubsort zu denken. Nehmen Sie vor Ihrem inneren Auge wahr, wie es damals ausgesehen hat oder wie es an einem idealen Urlaubsort aussehen würde. Stellen Sie sich vor, was Sie dort hören (Naturgeräusche, Stimmen, Musik). Wie fühlen Sie sich dabei? Spüren Sie die Unterlage, auf der Sie liegen. Nehmen Sie die Luft (z.B. frische Meerbrise o.ä.) wahr, die vielleicht als angenehmer Lufthauch an Ihrer Haut vorbeistreicht.

Aktiver Partner

Setzen Sie sich auf die rechte Seite des liegenden Partners, so daß Sie mit Ihrer linken Hand die rechte Hand des Partners bequem halten können und die rechte Hand bequem auf den Rippenwinkel (Magengegend) des liegenden Partners legen können. Sie sollten darauf achten, so zu sitzen, daß Sie ganz locker und entspannt mit gerade aufgerichtetem Oberkörper sitzen können. Wenn Sie den Eindruck haben, Sie müßten sich anstrengen um gerade zu sitzen, rücken sie einfach etwas näher an den liegenden Partner heran.

Räkeln und strecken Sie vor Beginn der Übung Ihren Rücken und den Schultergürtel. Strecken Sie vielleicht die Arme noch einmal nach oben und außen. Spreizen Sie die Finger und strecken Sie sich so wie morgens nach dem Aufstehen. Drehen Sie den Kopf ganz nach links und ganz nach rechts. Strecken Sie den Hinterkopf nach hinten und oben, so daß sich das Kinn dem Brustbein nähert. Lockern Sie dann alle Hals- und Nackenmuskeln.

Setzen Sie sich nun gerade aufgerichtet und möglichst locker neben den passiven Partner, ergreifen Sie mit ihrer linken Hand die rechte Hand des Partners und legen Sie Ihre rechte auf den Rippenwinkel (Magengegend).

Geben Sie dem liegenden Partner folgende Anweisung:

„Lassen Sie sich von der Unterlage tragen, geben Sie Ihr Gewicht ganz an die Unterlage ab. Lassen Sie die Ausatemluft ganz aus sich heraussinken und den Körper dabei immer lockerer werden. Vielleicht wird die Ausatembewegung noch länger, und es sinkt noch mehr Luft aus dem Körper heraus. Lassen Sie eine kleine Pause entstehen und beobachten Sie, ob die Einatembewegung ganz wie von selbst entsteht, ohne daß Sie aktiv Luft holen müssen."

Spüren Sie, wie die Atembewegung vor sich geht, wie die Atemluft aus dem Körper des liegenden Partners herausströmt und wieder in ihn hineinströmt. Achten Sie darauf, ob und in welcher Weise sich die Atembewegung allmählich verändert. In den meisten Fällen stellt sich allmählich mehr und mehr die Bauchatmung ein.

Achten Sie selbst darauf, locker zu sitzen und sich insbesondere in den Schultern gut loszulassen. Atmen Sie möglichst ruhig. Beobachten Sie, wie Ihre eigene Atembewegung von selbst immer länger und ruhiger wird, während Sie bequem und locker sitzen.

Wenn Sie möchten, können Sie sich vorstellen, daß Sie sich im Sitzen während des Ausatmens immer schwerer auf die Unterlage sinken lassen, so wie beim Reiten in einem Pferdesattel. Lassen Sie dabei die Muskeln immer entspannter und lockerer werden. Lassen Sie nach jedem Ausatemzug vielleicht auch eine kleine Pause entstehen und warten Sie ab, ob der Körper von selbst einatmet.

Option

Sie können während des Ausatmens den Auflagedruck Ihrer Hand ganz leicht (nur andeutungsweise) verstärken. Lassen Sie während des Einatmens den Auflagedruck Ihrer Hand auf den Rippenwinkel lockerer werden, bis Sie den Körper des liegenden Partners nur unmerklich berühren. Warten Sie, bis er ganz eingeatmet hat und steigern Sie den Auflagedruck ihrer

Hand erst, nachdem die Ausatembewegung schon begonnen hat. Steigern Sie den Auflagedruck dann bis die Ausatembewegung ganz vollendet ist und erwarten Sie den Einatemzug (oftmals entsteht bei guter Entspannung bis zum Beginn des Einatmens eine kleine Pause).

Geben Sie dem liegenden Partner nun die folgende Anweisung:

„Sie können jetzt die Augen schließen (wenn Sie noch nicht geschlossen sind) und sich einen angenehmen Ort vorstellen (z.b. Urlaubsort am Meer, in den Bergen, Wiesenlandschaft o.ä.). Stellen Sie sich vor, was Sie dort sehen, welche Geräusche und Klänge Sie um sich herum wahrnehmen. Wie fühlt es sich an, dort zu sein? Wie fühlt sich die Luft an, wie die Unterlage, auf der Sie liegen? (Beispiel Urlaub am Meer: Liegen auf einem Badetuch am Strand, Sonne, Meeresrauschen, Seeluft, etwas Angenehmes zu Trinken)."

Nachdem Sie in dieser Weise für längere Zeit mit Ihrem Partner geübt haben, können Sie auch mit Vorstellungen arbeiten, die mit Ihrem Partner zu tun haben. Sie können sich z.b. vorstellen, Ruhe oder Wärme auf den liegenden Partner zu übertragen. Ebenso könnten Sie sich vorstellen, daß Sie dem liegenden Partner innere Spannungen abnehmen, während Sie selbst gleichzeitig immer entspannter, lockerer, wohliger, kräftiger und vieles andere mehr werden.

Nachdem Sie die Übung zunächst einige Minuten (anfangs zunächst 3–5 Minuten) mit dem aktiven Partner auf der rechten Körperseite des Liegenden sitzend durchgeführt haben, kann der aktive Partner anschließend auf die linke Körperseite des liegenden Partners wechseln und die Übung in gleicher Weise nochmals durchführen.

Wenn Sie zu Hause auf einer Couch üben, müßte sich der liegende Partner umdrehen, damit der aktive Partner Zugang zur anderen Seite bekommt. Dies kann den Entspannungszustand des liegenden Partners unterbrechen. Es kann in diesem Fall angenehmer sein, nur auf einer Seite zu üben und vielleicht erst beim nächsten Mal die Seite zu wechseln.

9.7.7 Begleiten und Führen des Atems (Hüft-, Knie- und Sprunggelenke)

Diese Übung kann an die Übung „Begleiten und Führen des Atems (Lendengegend)" angeschlossen werden.

Aktiver Partner

Sitzen Sie seitlich des liegenden Partners (Sie können auf einem Kissen mit übergeschlagenen Beinen oder in der Hocke am Boden sitzen) etwa im Bereich seines Oberschenkels.

Legen Sie Ihre linke Hand der rechten Hüfte Ihres liegenden Partners und die rechte Hand der linken Hüfte Ihres Partners von außen her an.

Nehmen Sie zunächst für einige Atemzüge lang die Ein- und Ausatembewegungen Ihres liegenden Partners wahr, indem Sie sie mit den Händen erfühlen und anschließend wie folgt unterstützen:

Passiver, liegender Partner

Liegen Sie locker auf der Unterlage, strecken Sie sich etwas und räkeln Sie sich. Lassen Sie Ihr Gewicht möglichst locker auf die Unterlage sinken. Lassen Sie sich möglichst gut von der Unterlage unterstützen und sich auf sie heruntersinken. Atmen Sie tief aus. Lassen Sie die Ausatembewegung ganz lang werden und die Ausatemluft ganz aus sich heraussinken. Lassen Sie dann eine kleine Pause entstehen. Warten Sie ab, ob und wie stark der Einatemimpuls von selbst kommt. Versuchen Sie den Beckenboden möglichst locker zu lassen, so daß er sich mit der Atembewegung beim Einatmen nach unten wölbt und beim Ausatmen wieder nach oben zurückfedert.

Lassen Sie Ihren Körper immer weiter locker und entspannt werden, während ein aktiver Partner seitlich neben Ihnen sitzt, Ihren Körper umfaßt und vorsichtig beginnt, parallel zu Ihrer Atembewegung Druck auf die Muskeln auszuüben.

Nehmen Sie, während der aktive Partner seine Hände von außen an die Hüftgelenke anlegt, noch einmal bewußt wahr, wie Sie atmen.

Versuchen Sie durch möglichst intensives Loslassen, durch Sich-Fallenlassen den Atem während des Einatmens bis nach außen in Richtung auf die Hände dringen zu lassen. Stellen Sie sich vor, Sie könnten bis zu den Hüftgelenken und in einer späteren Phase der Übung bis zu den Füßen hin einatmen.

Aktiver Partner

Der aktive Partner soll versuchen zu erspüren, wann er den Atem an seinen Händen „ankommen" spürt. Vielleicht erleben Sie diesen Punkt als Auftreten von Wärme oder „magnetartigen" Wahrnehmungen in Ihren Händen.

Legen Sie nach einer gewissen Zeit des Erspürens und des „den-Atem-des-Partners-Erlebens", die rechte Hand auf das rechte Knie (auch von außen gegen die Außenseite des Kniegelenks möglich) und die linke Hand auf das linke Knie. Erspüren Sie den Veränderungsprozeß bei Ihrem Partner mit Ihren Händen.

Spüren Sie, wann der Atem des Partners das Kniegelenk erreicht.

Legen Sie die rechte Hand auf das linke Sprunggelenk des liegenden Partners und die linke Hand auf das rechte Sprunggelenk und gehen Sie in gleicher Weise vor.

Legen Sie nun die linke Hand wieder von außen auf die rechte Hüftgelenksgegend und die rechte Hand auf das rechte Knie Ihres liegenden Partners.

Erspüren Sie, ob und wie gut Ihr Partner sich entspannen, zu Ihren Händen hinatmen kann.

Legen Sie nun die rechte Hand auf das rechte Sprunggelenk. Erspüren Sie die Entspannung und die Atmung Ihres Partners mit Ihren Händen.

Wechseln Sie zur anderen Seite, setzen Sie sich auf die linke Seite des Liegenden. Legen Sie die rechte Hand dem linken Hüftgelenk von außen an und legen Sie die linke Hand auf das linke Knie des liegenden Partners.

Legen Sie nun die linke Hand über das Sprunggelenk des liegenden Partners.

Sitzen Sie dann am Fußende des liegenden Partners und berühren Sie zunächst beide Sprunggelenke und umgreifen Sie nach einigen Atemzügen anschließend den Fußrücken des liegenden Partners.

Lösen Sie anschließend langsam die Hände vom liegenden Partner und geben Sie ihm Zeit, in seinem eigenen Tempo wieder aus dieser Übung zurückzukommen.

9.7.8 Lifting

Liegender Partner
Liegen Sie locker auf der Unterlage. Strecken Sie sich etwas und räkeln Sie sich durch. Kneifen Sie die Augen fest zusammen und blinzeln Sie schließlich mit den Augen. Schließen Sie dann die Augen.

Lassen Sie Ihr Gewicht möglichst locker auf die Unterlage heruntersinken und sich gut von der Unterlage tragen. Atmen Sie tief aus. Lassen Sie die Ausatembewegung ganz lang werden und die Ausatemluft ganz aus sich heraussinken. Lassen Sie am Ende des Ausatmens eine kleine Pause entstehen. Warten Sie ab, ob und wie stark der Einatemimpuls von selbst kommt. Versuchen Sie den Beckenboden möglichst locker zu lassen, so daß er sich auch mit kleineren Atembewegungen beim Einatmen nach unten wölbt und beim Ausatmen wieder nach oben zurückfedert.

Lassen Sie Ihren eigenen Körper immer mehr völlig locker und entspannt, während ein aktiver Partner Ihren rechten Arm am Handgelenk faßt und vorsichtig anzuheben beginnt.

Aktiver Partner

Sitzen Sie seitlich des liegenden Partners z.B. auf einem Kissen (Sie können auch am Boden sitzen).

Umfassen Sie zunächst mit der fußwärtigen Hand das Handgelenk und heben es behutsam an.

Heben Sie den rechten Arm Ihres liegenden Partners vorsichtig und behutsam an und heben Sie den Unterarm bis maximal zur senkrechten Stellung. Lassen Sie den Unterarm dann langsam und allmählich, fast unmerklich und in Zeitlupentempo wieder auf die Unterlage zurücksinken.

Achten Sie immer darauf, ob der liegende Partner vielleicht gleich im weiteren Verlauf der jeweiligen Bewegung einen Widerstand aufbauen und dagegenspannen könnte, oder ob er die Bewegung gleich durch eigene Muskelaktivität unterstützen wird, wenn Sie die Bewegung weiterführen (nach einiger Übung kann man dies recht gut erspüren).

Beenden Sie die Bewegung, die Sie gerade ausführen, bevor es dazu kommt.

Heben Sie nun erneut den Arm Ihres Partners mit der (kopfwärts gelegenen) Hand am Handgelenk an, umgreifen Sie mit der anderen Hand die Handfläche und die Finger des liegenden Partners und unterstützen Sie seine/ihre Hand. Drehen Sie nach dem Anheben die Hand behutsam im Handgelenk in die verschiedenen möglichen Richtungen. Legen Sie den Unterarm dann wieder ganz behutsam und in sehr langsamem Tempo auf die Unterlage zurück.

Option

Umgreifen Sie von oben die Schultermuskulatur des liegenden Partners und streichen Sie, so als würden Sie Wasser aus nassem Ton herausstreichen, die Muskulatur zum Arm hin aus. Umgreifen Sie das Schultergelenk und bewegen Sie die Haut und das Bindegewebe vorsichtig hin und her.

Führen Sie die Ausstreichbewegung der Muskulatur zum Oberarm hin weiter und umgreifen Sie dabei den Oberarm von unten her, so daß sie ihn ein wenig vom Boden abheben.

Unterstützen Sie nun den Arm auch im Bereich des Ellbogengelenks und heben Sie den ganzen Arm erneut behutsam vom Boden ab.

Führen Sie vorsichtige Bewegungen im Hand-, Ellbogen- und Schultergelenk des liegenden Partners in die verschiedenen möglichen Richtungen aus. Achten Sie dabei darauf, daß diese Bewegungen für den Liegenden möglichst angenehm sind. Gehen Sie langsam vor und achten Sie darauf, daß die Atmung Ihres Partners tief und ruhig erfolgt. Setzen Sie mit der Bewegung bereits ab, wenn Sie erahnen, daß gleich eine Anspannung erfolgen könnte, falls Sie weiter fortfahren. Machen Sie kleine Pausen, in denen Sie die Stellung des hochgehobenen Armes beibehalten, oder unterbrechen Sie die Bewegungen, wenn Sie zwischenzeitliche Anspannungen oder Zucken einzelner Muskelgruppen bei Ihrem liegenden Partner wahrnehmen.

Lassen Sie den Arm des Partners unmerklich langsam, fast stufenlos wieder bis zur Unterlage sinken und halten Sie den Handgelenksrücken anschließend noch einige Augenblicke fest.

Lassen Sie dem liegenden Partner noch einige Zeit, um für sich den Unterschied zwischen dem rechten und dem linken Arm zu erspüren.

Wenden Sie sich dann der anderen Seite zu und führen Sie die Übung in gleicher Weise wie auf der rechten Seite aus.

Achten Sie darauf, daß der liegende Partner während der Übung zunehmend körperlich locker läßt und sein Gewicht mehr und mehr an die Unterlage abgibt.

Anstelle der zuvor meist aufgetretenen Schulter- oder Brustatmung tritt allmählich Bauchatmung auf.

Umgreifen Sie nun am Kopfende des liegenden Partners sitzend mit gestreckten Händen den Hinterkopf Ihres Partners und heben Sie ihn ganz vorsichtig und behutsam an. Sie können den Kopf zunächst ein wenig anheben, ihn anschließend nach links, dann nach rechts drehen und ihn später auch zur Schulter hin nach links und rechts beugen. Gehen Sie bei diesen Bewegungen ganz behutsam und langsam vor. Achten Sie darauf, ob sich die Atmung des liegenden Partners eher vertieft, ob er weiterhin tief in den Bauch atmet, ob der Gesichtsausdruck entspannt ist und ob er auch sonst ruhig und wohlig entspannt wirkt.

Beenden Sie die Übung, indem Sie zum Ende des Ausatmens die Hände vielleicht wieder über die Dauer mehrerer Atemzüge vom Hinterkopf Ihres liegenden Partners lösen.

Option

Mit den Händen sollten Sie noch für ein paar Atemzüge oder einige Augenblicke das Handgelenk des liegenden Partners berühren, bevor Sie sich anschließend ein wenig weiter von ihm wegsetzen und ihm noch ein wenig Zeit lassen um zurückzukommen.

Der liegende Partner soll sich die Zeit, die er braucht um zurückzukommen, nehmen und sich dann räkeln, strecken, dehnen und Bewegungen wie nach einem langen erholsamen Schlaf ausführen, um wieder ganz aus der Übung zurückzukommen.

9.8 Atementspannung in bestimmten Alltagssituationen

Nachfolgend werden verschiedene Übungsabläufe beschrieben, die für die Anwendung in bestimmten Alltagssituationen besonders geeignet sind. Jeder kennt Situationen innerhalb seines eigenen Alltags, die mit Hektik, innerer Anspannung und körperlichen Verspannungen sowie mit dem Gefühl verbunden sind, unter großem Streß zu stehen.

In einer solchen Situation sind die nachfolgenden Übungsabläufe dazu geeignet, körperlichen Verspannungen vorzubeugen oder diese, wenn sie schon vorhanden sind, aufzulösen oder abzumildern. Situationen des innerlichen Angespanntseins und emotionaler Verstimmung werden ebenfalls durch diese Übungen günstig beeinflußt und verändert.

Probieren Sie die nachfolgend beschriebenen Übungen mehrmals, z.B. in einer entspannten Situation zu Hause aus. Wenden Sie sie dann mehr und mehr auch in „stressigen" Situationen ihres Alltags regelmäßig an.

Sie können die Übungen später weiter verändern und modifizieren, indem Sie bestimmte Übungsteile weglassen und durch andere Übungssegmente ersetzen. Experimentieren Sie mit den Übungen ein wenig, bis Sie einen für Ihre Bedürfnisse und Ihre Alltagssituation optimalen Übungsablauf gefunden haben.

9.8.1 Atementspannung im Verkehrsstau

Fast jeder von uns hat schon einmal in einem Verkehrsstau gestanden. In manchen Ballungsgebieten gehört diese Erfahrung schon zur täglichen Routine.

Manche Menschen haben schon recht gut gelernt, sich auf eine solche Situation einzustellen und sie einigermaßen gelassen zu ertragen. Dennoch wird diese letztlich unberechenbare Situation, der man hilflos ausgeliefert ist, und die mit weiteren unangenehmen und streßauslösenden Aspekten verbunden sein kann (Blaulicht, Sirenen, Anblick eines Unfalls), immer auch mit einer gewissen inneren Anspannung verbunden sein, zumal vielleicht wichtige Termine platzen und man hilflos in der Autoschlange eingekeilt ist, ohne zu wissen, wie es nun weitergehen wird.

Gerade weil sich die Situation nicht beeinflussen läßt, wird man oftmals innerlich ungeduldig und reagiert mit körperlichen Verspannungen.

Machen Sie sich in dieser Situation bewußt, daß Sie selbst vielleicht die äußeren Umstände nicht beeinflussen, wohl aber einen Einfluß auf die eigene innere Verfassung nehmen können. Die nachfolgende Übung soll Sie in die Lage versetzen, auch mit einer solch schwierigen Situation, besser als Sie es vielleicht bisher konnten, umgehen zu können.

Setzen Sie sich ganz weit in Ihrem Sitz zurück und richten Sie Ihren Oberkörper gerade auf.

Atmen Sie ein und strecken Sie gleichzeitig den Hinterkopf nach hinten und nach oben. Durch diese Bewegung soll sich die Brustwirbelsäule aufrichten. Beugen Sie gleichzeitig die Arme in den Ellbogengelenken, spreizen Sie die Finger und heben Sie die Hände bis in Schulterhöhe. Die Handflächen weisen nach vorne. Am Ende des Einatmens werden die Schultern durch diese Bewegung ein wenig angehoben und nach hinten gedehnt.

Atmen Sie aus und legen Sie die Hände in den Schoß oder seitlich neben sich auf den Sitz. Lassen Sie die Schultern locker nach unten (jedoch nicht nach vorne) sinken.

Entspannen Sie mit dem Ausatmen zugleich auch den Nacken. Der Kopf ruht nun entspannt und locker auf der Wirbelsäule, so wie ein Ball, der auf einer Stange balanciert wird.

Wiederholen Sie diesen Übungsablauf noch einmal. Sitzen Sie anschließend für einige Zeit aufrecht und möglichst locker in Ihrem Autositz. Spüren Sie möglichst mit geschlossenen Augen (vielleicht kann ein Beifahrer auf den Verkehr achten), was sich durch die Übung geändert hat.

Legen Sie die Hände, wenn sie noch nicht so liegen, seitlich neben sich auf den Sitz. Wenden Sie die Handflächen nach oben, so daß die Daumen nach außen zeigen. Drücken Sie während Sie einatmen die Oberarme nach hinten gegen den Sitz und die Unterarme und Handrücken nach unten. Öffnen Sie gleichzeitig beim Einatmen ganz weit den Mund und ebenso die Augen, bis die Stirn in Falten liegt. Drücken Sie den Kopf beim Einat-

155

men nach hinten gegen die Nackenstütze und gleichzeitig Ihre Beine nach unten gegen den Boden ihres Autos. Es ist bei dieser Übung günstig, die Beine möglichst breit auseinander zu stellen.

Verweilen Sie einen Augenblick in der maximalen Einatemstellung. Atmen Sie dann aus und sitzen Sie wieder locker und gerade aufgerichtet in Ihrem Sitz. Achten Sie darauf, was in Ihnen vorgeht. Hat diese Übung zur körperlichen Lockerung geführt? Welche inneren Bilder und anderen Wahrnehmungen fallen Ihnen noch auf?

Strecken Sie Ihre Füße soweit es geht nach vorne und stützen Sie beim Einatmen die Fersen auf dem Boden ab. Ziehen Sie gleichzeitig die Zehen kopfwärts. Strecken Sie die Arme nach hinten oben zum Wagendach und stützen Sie sich mit gespreizten Fingern dort ab. Strecken Sie sich ganz bewußt und bauen Sie dadurch ein wenig Spannung in den Muskeln Ihrer Arme, des Brustkorbs, der vorderen Bauchregion, Oberschenkel und Waden auf.

Wenn spontan Gähnen entsteht, lassen Sie es zu und gähnen Sie nach Herzenslust, während Sie sich weiter strecken.

Atmen Sie aus, legen Sie die Arme wieder in den Schoß oder neben sich auf den Sitz und lassen Sie auch die Füße locker auf dem Wagenboden ruhen. Sitzen Sie aufrecht und gleichzeitig locker. Spüren Sie, wenn möglich, mit geschlossenen Augen nach, welche Veränderungen in Ihnen vorgegangen sind. Vielleicht nehmen Sie jetzt auch angenehme innere Bilder und andere Eindrücke wahr. Vielleicht denken Sie jetzt spontan an etwas Angenehmes und Schönes.

Bilden Sie mit Ihren Händen Fäuste. Die Daumen sollten nicht von den Fingern umschlossen werden, sondern außen vor ihnen liegen. Sitzen Sie ganz aufrecht und drücken Sie die Fäuste entlang der Lehne Ihres Autositzes nach unten, so als wollten Sie sich vom Sitz nach oben abdrücken. Ziehen Sie die Schultern bei dieser Bewegung etwas nach hinten, strecken Sie den Kopf ganz nach oben und atmen Sie gleichzeitig ein. Beugen Sie zusätzlich die Zehen und spannen Sie die Muskulatur der Fußsohlen und der Waden an. Üben Sie mit Zehen und Vorderfuß etwas Druck auf den Wagenboden aus. Verweilen Sie ein wenig in der maximalen Einatemstellung.

Atmen Sie dann wieder aus und sitzen Sie locker und gerade aufgerichtet. Balancieren Sie den Kopf wie einen Ball auf einer Stange und legen Sie Ihre Hände neben sich auf den Autositz. Spüren Sie möglichst mit geschlossenen Augen nach, was sich innerlich durch die Übung verändert hat.

Drehen Sie Ihren Kopf nun ganz weit nach rechts. Ziehen Sie gleichzeitig die rechte Schulter nach oben und drücken Sie sie nach hinten gegen die Lehne Ihres Sitzes. Heben Sie Ihren linken Ellbogen nach oben über den Kopf und seitlich nach hinten an. Je nachdem, ob Sie genügend Platz haben, stützt sich der Ellbogen am Wagendach ab oder wird so weit nach oben angehoben, daß die linke Hand und der linke Unterarm locker oberhalb Ihres Kopfes hängen.

Bringen Sie beim Ausatmen den Kopf wieder nach vorne und lassen Sie die rechte Schulter locker nach unten sinken. Legen Sie den linken Arm wieder in den Schoß oder auf den Autositz zurück.

Spüren Sie möglichst mit geschlossenen Augen nach, welche körperlichen und inneren Veränderungen vorgegangen sind.

Üben Sie in gleicher Weise auch mit der anderen Körperseite. Drehen Sie den Kopf ganz weit nach links. Heben Sie die linke Schulter ganz weit nach oben an und dehnen Sie sie zugleich mit dem Einatmen ein wenig nach hinten. Heben Sie den rechten Ellbogen leicht angebeugt nach oberhalb und seitlich hinter Ihren Kopf an. Nun befindet sich der rechte Unterarm und die rechte Hand oberhalb Ihres Kopfes. Entspannen Sie sich beim Ausatmen in gleicher Weise wie beim Übungsabschnitt zuvor. Atmen Sie aus und sitzen Sie möglichst locker. Lassen Sie ihren Atem anschließend frei fließen und spüren Sie nach, welche Veränderungen in Ihnen vorgegangen sind.

Sitzen Sie möglichst breitbeinig in Ihrem Autositz und neigen Sie Ihren Rumpf mit gerade aufgerichtetem und gestrecktem Oberkörper nach vorne. Umgreifen Sie von seitlich her (etwa bei 3.00 Uhr und 9.00 Uhr oder bei 4.00 Uhr und 8.00 Uhr) das Steuerrad fest mit Ihren Händen. Atmen Sie nun tief ein, während Sie mit der Muskulatur Ihres Oberkörpers und der Arme einen sanften Druck nach innen gegen das Steuerrad ausüben. Verweilen Sie ein wenig in der maximalen Einatemstellung.

Atmen Sie anschließend aus und lassen Sie Rumpf und Oberkörper wieder in eine gerade aufgerichtete Stellung an den Sitz angelehnt zurücksinken.

Atmen Sie weiter ruhig und locker ein und aus und nehmen Sie möglichst mit geschlossenen Augen die Veränderungen wahr, die möglicherweise in Ihnen jetzt vorgegangen sind.

Spüren Sie anschließend nach, ob und welche weiteren Streck-, Dehn- und Räkelbewegungen Ihnen jetzt noch gut tun würden. Führen Sie diese Bewegungen aus und atmen Sie jeweils mit der Streckung tief ein. Kehren

Sie anschließend wieder zur Ausgangsstellung zurück. Atmen Sie entspannt und locker und lassen Sie die Übung noch einige Momente nachwirken.

Vielleicht können Sie zwischendurch auch einmal rechts heranfahren oder einen Rastplatz aufsuchen und sich eine Pause gönnen. Steigen Sie dann aus Ihrem Auto aus und strecken Sie sich intensiv durch. Gähnen Sie, wenn der Gähnimpuls spontan entsteht. Führen Sie Bewegungen aus, wie Sie sie morgens nach dem Aufstehen gewohnt sind.

Oftmals wird man erst durch eine körperliche Lockerung darauf aufmerksam, daß man eigentlich viel zu müde zum weiterfahren ist.

Achten Sie in diesen Situationen darauf, sich Ruhepausen zu gönnen.

9.8.2 Atementspannung bei Streß am Schreibtisch

In der westlichen Industriewelt stehen viele Menschen bei ihrer Arbeit unter ständigem Zeitdruck. Sie müssen auf eine Vielzahl von Informationen und Signalen schnell und unmittelbar reagieren. Ein Höchstmaß an Konzentration, das über lange Zeit aufrechterhalten werden muß, ist gefordert. Viele Menschen reagieren in dieser Situation mit chronischen körperlichen Verspannungen und einem Gefühl der innerlichen Leere bzw. des Ausgebranntseins, dem sogenannten Burn-out-Syndrom.

Die Arbeitsabläufe z.B. an einem Computer bieten selbst keine Möglichkeit, die Anspannung wieder loszuwerden oder beispielsweise auf die Reizüberflutung mit körperlicher Aktivität zu reagieren.

Der nachfolgend dargestellte Übungsablauf soll ein Beispiel dafür geben, wie man bei einer sitzenden Tätigkeit innerhalb kurzer Zeit wenigstens einen Teil der Anspannungen abbauen und vielleicht auch zu einer anderen seelischen Verfassung gelangen kann.

Übungsablauf

Richten Sie sich ganz gerade auf. Achten Sie darauf, daß Sie keinen Rundrücken bilden, sondern eher noch im Lendenwirbelbereich ein leichtes Hohlkreuz. Strecken Sie den Hinterkopf nach hinten und oben und ziehen Sie die Schultern nach hinten zusammen und leicht nach oben. Strecken Sie den rechten Arm schräg nach oben außen und nach hinten. Spreizen Sie dabei die Finger weit. Bilden Sie mit der linken Hand eine Faust und beugen Sie den linken Ellbogen, heben Sie ihn seitlich nach oben und außen an. Die linke Faust befindet sich nun seitlich hinter dem

Kopf. Setzen Sie die Füße breitbeinig flach auf den Boden, strecken Sie sich nach Herzenslust durch und verweilen ein wenig in maximaler Einatemstellung.

Atmen Sie anschließend wieder aus und legen Sie die Hände in den Schoß. Sitzen Sie aufrecht und locker auf Ihrem Bürostuhl.

Üben Sie nun in gleicher Weise, indem Sie den linken Arm gestreckt nach hinten oben und außen und den rechten Ellbogen seitlich nach oben und nach hinten strecken.

Atmen Sie anschließend wieder ruhig und locker ein und aus. Stellen Sie fest, was sich innerlich verändert hat. Sind Sie auch körperlich lockerer geworden? Was nehmen Sie sonst noch wahr?

Alternative

Beugen Sie sich nach vorne und legen Sie die verschränkten Arme auf Ihren Schreibtisch. Legen Sie den Kopf auf die Arme.

Lassen Sie den Atem locker und frei fließen und achten Sie darauf, was sich verändert hat. Welche inneren Bilder nehmen Sie jetzt wahr? Welche Gedanken gehen Ihnen durch den Kopf? Was nehmen Sie sonst noch wahr?

Strecken Sie nun die Arme gerade seitlich nach außen und spreizen Sie die Finger. Atmen Sie tief ein und dehnen Sie dabei die Schultern leicht nach hinten. Sollte Ihnen dies angenehm sein, können Sie die Arme etwas oberhalb oder unterhalb der Schultergelenksebene halten. Sitzen Sie gerade aufgerichtet und breitbeinig. Beugen Sie die Zehen, spannen Sie die Muskulatur der Fußsohlen und der Waden an und drücken Sie die Füße fest nach unten auf den Boden. Strecken Sie den Kopf weit nach oben, so als wollten Sie den Hals ganz lang werden lassen.

Atmen Sie aus, führen Sie die Arme wieder nach unten und legen Sie sie locker in den Schoß. Lassen Sie auch die Muskulatur der Beine ganz locker werden.

Stehen Sie nun auf. Stellen Sie Ihre Füße schulterbreit oder weiter voneinander entfernt auf dem Boden auf. Die Füße stehen parallel. Die Knie werden leicht gebeugt. Das Becken wird etwas nach vorne geschoben. Strecken Sie, während Sie einatmen, die Arme ganz weit nach oben und etwas hinter den Kopf. Sie können den Kopf etwas nach hinten sinken lassen. Atmen Sie währenddessen tief ein. Falls Sie noch etwas instabil stehen, beugen Sie die Knie noch etwas weiter.

Verweilen Sie ein wenig in der maximalen Einatemstellung und kommen Sie dann wieder in eine gerade aufgerichtete Stehhaltung zurück. Die Knie sollten weiterhin noch leicht angebeugt bleiben. Stehen Sie locker und gerade aufgerichtet. Die Wirbelsäule sollte wie eine Säule aus Bauklötzen von selbst gerade aufgerichtet stehen, ohne daß sie von der Haltemuskulatur der Wirbelsäule gerade gehalten werden muß. Balancieren Sie den Kopf locker auf der Wirbelsäule wie einen Ball auf einer Stange. Schließen Sie die Augen. Nehmen Sie wahr, welche inneren Bilder jetzt auftauchen. Welche Gedanken gehen Ihnen durch den Kopf? Was nehmen Sie sonst noch wahr?

Spüren Sie nach, ob Ihnen noch weitere Dehn- und Räkelbewegungen gut tun würden. Führen Sie diese Bewegungen jetzt aus.

Gehen Sie nun noch ein wenig mehr in die Knie und spannen Sie ihre Gesäßmuskulatur fest an. Drehen Sie Ihre Hände nach außen, so daß die Daumen seitlich nach hinten zeigen und ziehen Sie, während Sie weiter tief einatmen, die Schultern nach hinten zusammen. Verweilen Sie ein wenig in der maximalen Einatemstellung.

Atmen Sie anschließend aus. Kehren Sie in eine lockere, gerade aufgerichtete stehende Haltung zurück.

Schließen Sie nun Ihre Hände zu Fäusten und beklopfen Sie Ihre Gesäßmuskulatur. Variieren Sie die Spannung ihrer Fäuste, die Intensität und die Frequenz des Klopfens. Beklopfen Sie nun mit lockeren Fäusten auch die Oberschenkelmuskulatur.

Alternative

Sie können nun, wenn Sie möchten, eine Klopfmassage im Bereich des ganzen Körpers ausführen.

Beginnen Sie mit Ihren Fingerkuppen die Schädeldecke, Stirn und Hinterkopf mit lockerem Trommeln zu entspannen. Wenn Sie möchten, setzen Sie Ihre Finger zwischendurch auch fest auf die Kopfhaut auf und schieben diese sanft hin und her.

Klopfen Sie nun mit den Fingerflächen oder zu leichten Fäusten geschlossenen Händen die Schultermuskulatur von oben her, zunächst mit der rechten Hand auf die linke Schulter und dann mit der linken auf die rechte Schulter.

Strecken Sie nun den linken Arm nach vorne und führen Sie während des Einatmens klopfende Bewegungen von der Schulter aus nach vorne bis zum Handrücken und beim Ausatmen von unten her auf der Unterseite des Armes wieder zurück zur Schulter. Führen Sie auf diese Weise mehrere Ein- und Ausatemzüge mit gleichzeitigem Beklopfen der Armmuskulatur des linken Armes aus.

Führen Sie die Übungen in gleicher Weise auch mit dem rechten Arm durch.

Beklopfen Sie ganz leicht und vorsichtig Ihre Brustmuskulatur sowie anschließend mit den Fingerknöcheln die seitliche Lendenmuskulatur. Atmen Sie dabei ruhig und regelmäßig ein und aus.

Wenden Sie Ihren Stuhl nun nach links, so daß Ihr Schreibtisch rechts neben Ihnen steht. Ergreifen Sie mit der rechten Hand die Tischkante und üben Sie zugleich mit dem Einatmen einen Zug nach hinten aus. Drehen Sie gleichzeitig den Kopf nach rechts und ziehen Sie auch die rechte Schulter nach hinten. Verweilen Sie ein wenig in maximaler Einatemstellung und lassen Sie dann anschließend Ihren Körper wieder locker werden. Wiederholen Sie die Übung nochmals.

Drehen Sie Ihren Stuhl nun um, so daß Sie Ihren Schreibtisch links neben sich haben. Üben Sie in gleicher Weise wie auf der anderen Seite. Achten Sie darauf, daß Sie während dieser Übung breitbeinig sitzen.

Wie geht es Ihnen jetzt? Welche inneren Bilder tauchen auf, wenn Sie die Augen schließen? Wie atmen Sie jetzt? Wie fühlt sich das an? Welche Gedanken gehen Ihnen durch den Kopf? Erleben Sie innere Klänge, Naturgeräusche, Musik?

Vielleicht möchten Sie sich jetzt nochmals z.B. auch im Stehen strecken und räkeln. Führen Sie Dehn-, Streck- und Räkelbewegungen aus wie nach einem erholsamen Schlaf.

9.8.3 Atementspannung in Sitzungen und Konferenzen

Bei Sitzungen, Konferenzen oder Vorträgen muß man sich meist für längere Zeit intensiv auf einen bestimmten Sachinhalt oder auch auf die Situation selbst konzentrieren. Sobald die geistige Aufnahmefähigkeit von selbst nach einer gewissen Zeit abnimmt, bemüht man sich innerlich umsomehr gut aufzupassen. Diese innerliche Anspannung führt oftmals zu einer körperlichen Anspannung.

Bei einer Sitzung oder einer Konferenz und erst recht während eines Vortrages möchte man vielleicht nicht gerade durch gymnastische Übungen und intensive Verrenkungen auffallen, wie man sie üblicherweise vielleicht zu Hause ausführt, um Verspannungen abzubauen und möchte sie dennoch gern loswerden.

Viele Menschen „reißen sich zusammen", sehen dann vielleicht verzweifelt auf die Uhr, spielen nervös mit dem Bleistift oder wechseln immer wieder gequält die Sitzposition.

In dieser Situation ist der nachfolgende Übungsablauf oftmals hilfreich und für viele Menschen gut geeignet. Die Übung soll jedoch zunächst nur

Anregungen zur Bewältigung derartiger Situationen geben. Führen Sie den nachfolgenden Ablauf vielleicht einfach einmal in einer solchen Situation aus und nehmen wahr, ob und wie sich die Situation durch diesen Übungsablauf für Sie verändert.

Richten Sie sich gerade auf und strecken Sie den Hinterkopf unmerklich nach hinten und oben. Atmen Sie dabei ein. Ziehen Sie gleichzeitig die Schultern nach hinten und drücken Sie mit den Ellenbogen leicht nach hinten gegen die Stuhllehne. Atmen Sie tief ein und bleiben einige Augenblicke in dieser Stellung, bevor Sie ausatmen.

Sollte jetzt Gähnen ausgelöst werden, bleiben Sie einfach in maximaler Einatemstellung und atmen allenfalls noch ein wenig mehr ein. Betonen Sie dabei die Streckung des Hinterkopfes nach oben und hinten noch ein klein wenig mehr. Warten Sie ab, bis der Gähnimpuls verschwunden ist und atmen Sie dann locker wieder aus.

Legen Sie die Hände in den Schoß oder auf die Stuhllehne.

Sitzen Sie leicht breitbeinig. Neigen Sie den Oberkörper etwas nach vorne und nach rechts. Legen Sie die rechte Hand auf das rechte Knie und stützen Sie sich mit dem Einatmen zugleich kräftig mit Ihrem Arm auf dem Knie ab. Neigen Sie sich noch weiter in Richtung Oberschenkel und spannen Sie die Schulter-, Arm- und Rumpfmuskulatur so fest an, wie es für Sie angenehm ist. Verweilen Sie eine Weile in maximaler Einatemstellung. Sollte jetzt Gähnen ausgelöst werden, strecken Sie zusätzlich den Hinterkopf leicht nach hinten und oben und verweilen in maximaler Einatemstellung, bis der Impuls vorüber ist.

Atmen Sie schließlich aus und kehren Sie in eine aufrechte aber gleichzeitig lockere und entspannte Sitzhaltung zurück. Balancieren Sie Ihren Kopf auf der gerade aufgerichteten und lockeren Wirbelsäule wie einen Ball auf einer Stange.

Üben Sie nun in gleicher Weise auch mit einer Neigung nach links und Abstützen auf dem linken Knie.

Spüren Sie jetzt nach, was sich verändert hat. Sind Sie körperlich lockerer geworden? Welche Gedanken gehen Ihnen durch den Kopf? Welche inneren Bilder tauchen auf? Was nehmen Sie sonst noch wahr?

Die Füße ruhen breitbeinig auf dem Boden. Beugen Sie die Zehen und spannen Sie die Wadenmuskeln sowie die Fußsohlenmuskeln an. Drücken Sie die Fersen in den Boden, so daß sich die Oberschenkelmuskeln leicht anspannen. Richten Sie sich insbesondere im Bereich Ihres Brustbeins gut auf und strecken Sie auch die Schultern etwas nach hinten. Atmen Sie bei dieser Bewegung tief ein.

Sie können bei dieser Übung zusätzlich, wenn möglich, die Handflächen nach oben wenden und mit den Handrücken nach unten gegen die Oberschenkel drücken.

Bleiben Sie ein wenig in der maximalen Einatemstellung. Atmen Sie dann aus und kehren Sie langsam wieder in die Ausgangsstellung zurück.

Die Wirbelsäule ist locker gerade aufgerichtet, der Kopf balanciert wie ein Ball auf einer Stange. Atmen Sie ruhig ein und aus. Lassen Sie die Atmung frei fließen. Achten Sie darauf, was Sie innerlich wahrnehmen. Welche Gedanken, welche inneren Bilder gehen Ihnen durch den Kopf? Wie fühlen Sie sich? Wie fühlt sich Ihr Körper jetzt an?

Wenden Sie zugleich mit dem Einatmen den Kopf ein wenig nach links. Strecken sie den Hinterkopf nach oben und etwas nach hinten. Atmen Sie ein, während die Nackenmuskulatur gespannt wird. Ziehen Sie gleichzeitig die linke Schulter ein wenig nach hinten und auch nach unten. Wenden Sie die Handfläche nach oben und drücken Sie mit dem Handrücken gegen den linken Oberschenkel.

Atmen Sie aus und kehren Sie anschließend langsam wieder in die Ausgangsstellung zurück.

Üben Sie in gleicher Weise, falls möglich, auch auf der rechten Seite.

Lassen Sie die Atmung wieder ganz bewußt frei fließen.

Sie können nun noch einige Anspannungsphasen aus der Progressiven Muskelentspannung anwenden (vergl. Olschewski [21]).

Stellen Sie die Füße unmittelbar parallel nebeneinander auf den Boden und drücken beide Füße, Unterschenkel, Knie und Oberschenkel nach innen gegeneinander. Spannen Sie gleichzeitig die Gesäßmuskeln an. Vielleicht wird der Körper hierdurch etwas aus dem Sitz gehoben. Wenn Sie möchten, daß dies Ihrem direkten Umfeld möglichst wenig auffällt, empfiehlt es sich, die Spannung ganz allmählich, also etwa über 5 Sekunden hinweg zu steigern. Atmen Sie während der Anspannungsphase aus. Halten Sie die Spannung für 3–5 Sekunden und atmen Sie anschließend ein, während Sie die muskuläre Spannung wieder locker lassen. Führen Sie diese Anspannung in einer für die Umgebung unmerklichen Art und Weise nochmals aus.

Nehmen Sie anschließend wahr, wie es Ihnen jetzt geht. Wie fühlen Sie sich körperlich? Sind Sie innerlich etwas ruhiger geworden? Was nehmen Sie sonst noch wahr?

Setzen Sie Ihre Füße fest auf den Boden auf und ziehen Sie die Zehen leicht kopfwärts. Ziehen Sie die Füße in Richtung nach hinten, so als wollten Sie sich auf dem Stuhl sitzend nach vorne ziehen. Atmen Sie ein und strecken Sie Ihren Oberkörper und das Brustbein. Ziehen Sie die

Schultern nach hinten zusammen und ziehen Sie sie leicht nach unten. Verbleiben Sie für einen kurzen Moment in der maximalen Einatemstellung. Atmen Sie anschließend wieder aus und sitzen Sie locker und mit gerade aufgerichtetem Körper noch ein wenig da. Balancieren Sie Ihren Kopf auf der Wirbelsäule wie einen Ball auf einer Stange.

Wie geht es Ihnen jetzt? Atmen Sie ruhig, locker und entspannt? Welche Gedanken gehen Ihnen durch den Kopf? Was hat sich noch verändert?

Im Verlauf dieser Übung entwickeln Sie eine verbesserte Wahrnehmungsfähigkeit für Ihren Körper. Wenn Sie öfter üben, kann dies auf Dauer dazu beitragen, daß Verspannungen immer weniger häufig und weniger intensiv auftreten.

Oftmals gelingt es schon bei der ersten Durchführung dieser Übung, körperliche Verspannungen zu lösen oder sie zu verhindern. Den meisten Menschen gelingt es mit Hilfe dieser Übung, auch innerlich lockerer und ruhiger zu werden.

10 Atementspannung in der Gesundheitsbildung

Die beim Verein für Humanistische Psychologie in Heidelberg auf dem Gebiet der allgemeinen Gesundheitsprophylaxe und im Bereich Gesundheitstraining tätige interdisziplinäre Arbeitsgruppe griff Verfahren der Atementspannung schon als eine der ersten untersuchten Methoden auf, welche später Eingang in die Patientenschulungscurricula zur Gesundheitsbildung fanden. Insbesondere faszinierte hierbei von seiten des Verfahrens, daß große Ähnlichkeiten mit Trainingseinheiten, wie sie in der Leichtathletik oder anderen Bereichen des Sports vorkommen, bestehen. Somit stand eine Methode zur Verfügung, die an den persönlichen Erfahrungsbereich breiter Bevölkerungsschichten anknüpfte. Ähnlichkeiten zu den teilweise als fremdartig empfundenen und mit großem Vorbehalt belasteten neuen Psychotechniken bestanden nicht, weshalb Atementspannungsübungen universell bei allen Bevölkerungsgruppen eingesetzt werden konnten.

Wir führten Gesundheitsvorsorgekurse zu bestimmten Themen, wie z.B. Streßbewältigung, durch. Hier nahmen Atementspannungsübungen nur einen beschränkten zeitlichen Rahmen ein. Diese Kurse wurden im Programm des Vereins für Humanistische Psychologie oder über andere Organisationen, wie z.B. Schulen, Universitäten und Betriebe ausgeschrieben. Auch in diesem Rahmen führten wir einige Kurse durch, die thematisch ausschließlich der Atementspannung gewidmet waren.

Zusätzlich qualifizierten wir Lehrer und Übungsleiter im Sport in diesem Bereich weiter und entwickelten schriftliche Anleitungen für Atemübungen, die nach kurzer Eigenerfahrung in einer Atementspannungsgruppe oder nach Anleitung durch einen in diesem Bereich Erfahrenen selbständig angewendet werden konnten.

Ähnlich wie in anderen Bereichen konnten wir beobachten, daß die Teilnehmer schnell und effektiv lernten, sich zu entspannen und die Entspannungsübungen auch regelmäßig in ihren Alltag zu integrieren.

In der Regel berichteten die Übungsteilnehmer, daß es ihnen recht schnell gelungen sei, Streß abzubauen und den Symptomen und Auswirkungen von Belastungssituationen entgegenzuwirken.

Diese Eindrücke bestätigten unser Bestreben, Prophylaxeschulungsprogramme vor allem für nicht psychotherapeutisch vorgebildete Gruppenleiter oder auch zum Selbststudium aufzustellen.

11 Konzeption eines Gruppenkurses in Atementspannung

Die hier dargestellte Konzeption für einen Gruppenkursus Atementspannung wird von uns in dieser Form seit etwa einem Jahr angeboten. Die ursprünglich von uns verwendete Form haben wir weiter modifiziert und damit dem rapide sich weiterentwickelndem Zeitgeist Rechnung getragen. Für viele Menschen sind Entspannungsverfahren inzwischen bereits etwas ganz Selbstverständliches, das sie bereits aus der Laienpresse oder dem Fernsehen kennen.

Wir setzen vermehrt auch Übungen ein, die in den Anleitungen Bezug nehmen auf die unterschiedlichen bei verschiedenen Übungsteilnehmern möglichen Erfahrungsebenen und Wahrnehmungsqualitäten. Da es ohnehin bei einigen Übungsteilnehmern durch die Übungen zu unterschiedlichen Wahrnehmungen, teilweise im visuellen, teilweise im kinästhetischen, akustischen oder sogar im olfaktorischen und gustatorischen Bereich kommen kann, wird die Aufmerksamkeit nun auch bewußt auf diese Wahrnehmungen gelenkt.

Zusätzliche Übungen, die als „Option" jeweils am Ende einer Sitzung aufgeführt sind, können zur weiteren Vertiefung des Entspannungsprozesses durchgeführt werden. Es ist jedoch auch möglich, die erste Option erst zur zweiten oder dritten Sitzung oder noch später einzuführen. Auch die anderen Übungen können zu anderen Zeitpunkten als angegeben eingeführt werden.

Die meisten Teilnehmer kommen sehr gut mit diesen neuen Übungen zurecht und erleben eine zusätzliche Vertiefung der Entspannung. Partnerübungen sind für manche Kursteilnehmer schwierig, da sie mit körperlicher Berührung eines anderen Menschen verbunden sind. Auf diese Übungen kann zunächst verzichtet werden. In manchen Kollektiven ist es sinnvoll, diese Übungen vollständig wegzulassen.

Patienten, die bereits Erfahrungen mit anderen Entspannungsmethoden (z. B. Autogenes Training) gemacht haben, werden mit Atementspannung ohnehin oftmals eine Vertiefung ihrer körperlichen und geistigen Entspannung erleben. Die Atementspannung arbeitet zunächst mit einem körperlichen Wahrnehmungsvorgang als Zugang zur Entspannung. Bei den neueren Verfahren wird zusätzlich ein mentaler Entspannungszugang (wie beim Autogenen Training) sowie zusätzlich der Entspannungszugang durch die körperliche Übung genutzt. Aus diesem Grund können insbesondere mit den neuesten Atementspannungsverfahren Übungsteilnehmer, die mit anderen Entspannungsmethoden nicht zurechtkommen, in kurzer Zeit tiefe und intensive Entspannungszustände erreichen. Zug um Zug lernen sie, diese Dinge in ihren Alltag zu integrieren.

Die Atementspannung kann als sehr effektives Entspannungsverfahren zum Einstieg in weiterführende Hypnotherapieübungen, problembezogene psycho- und atemtherapeutische Behandlungen und Entspannungsübungen sowie mentale Entspannungsübungen und Phantasiereisen genutzt werden. Der nachfolgend dargestellte Kursablauf vermittelt ein breites Erfahrungsspektrum, das als Voraussetzung für die genannten Verfahren hilfreich sein kann.

Die Kursteilnehmer sollten immer wieder aufgefordert werden, regelmäßig selbständig zu üben. Sie sollen möglichst bald in die Lage versetzt werden, ohne Anleitung von außen in kurzer Zeit einen tiefen Entspannungszustand bei sich zu erreichen. Neue Erfahrungsbereiche und Empfindungsqualitäten im körperlichen und im seelisch-geistigen Bereich können im Verlauf des Kurses erschlossen werden. Durch Integration dieser Erfahrungen in die Bereiche des täglichen Lebens erfolgt von selbst eine bessere Streßbewältigung und ein bewußteres, gesünderes Umgehen mit sich selbst und seinen Kräften innerhalb des vorgegebenen eigenen Umfeldes. An dieser Stelle finden auch von selbst ablaufende Persönlichkeitswachstumsschritte statt, die zur bewußten Veränderung und Umgestaltung der eigenen Lebensumstände führen können.

Das nachfolgende Kurskonzept besteht aus zehn Sitzungen, die im ambulanten Bereich über eine Zeit von zehn Wochen stattfinden sollten. Eine Unterbrechung von mehr als einer Woche sowie eine Abkürzung auf acht Sitzungen (je zwei Sitzungen wöchentlich in der Zeit eines üblichen Kurkliniksaufenthaltes von vier Wochen) ist zwar möglich, aus unserer Sicht jedoch nicht wünschenswert. Es sollte einerseits genügend Zeit vorhanden sein, um regelmäßig zu üben und den Entspannungseffekt zu stabilisieren, andererseits sollten sich die Übungsteilnehmer regelmäßig treffen, um durch gegenseitigen Austausch ihren Erfahrungshorizont zu erweitern und sich gegenseitig zu bestärken bzw. zu motivieren. Zusätzlich beinhaltet das von uns vorgelegte Kurskonzept die Möglichkeit zum Einblick in andere Entspannungsverfahren bzw. andere therapeutische Übungskonzepte.

Erste Sitzung
Begrüßung, gegenseitige Vorstellung, Grundzüge der Atementspannung, Wichtigkeit der Rückführung aus der Entspannung, praktische Demonstrationen zum Entspannungsvorgang.
Vorübung zu den Atemübungen im Stehen:
Im Stehen mit der Ausatmung nach vorne sinken,
Atemübung mit Bauchdehnung.
Atementspannungsübungen im Sitzen:
Vorübung I,
Vorübung II,
Wahrnehmung der Atemräume,
gegenseitiger Austausch, Rückmeldung.

Option
Weitere Atementspannungsübung im Liegen.

Zweite Sitzung
Erfahrungsberichte der Teilnehmer, körperliche Effekte der Entspannung usw., erneute Demonstration der Atementspannung, evtl. Wiederholung einer der Übungen der letzten Sitzung, Durchführung folgender Atementspannungsübungen:
Ki-Bewegungsübung (im Stehen),
lockere Zwerchfellatmung, Schütteln des Beckens,
Atemgang: von links einatmen, nach rechts ausatmen,
Atementspannungsübungen im Sitzen,
Ausdehnung des Brustkorbs mit den Händen spüren,
Erspüren des Beckenraumes,

Bauchatmung, Erfahrung der Körpermitte („Hara"),
nach oben wachsen,
Erspüren des Beckenraumes,
Atementspannungsübungen mit Betonung der Körperaktivität,
Atemübung mit Körperstreckung und Dehnung,
Wasser abschütteln.

Option
Unterbauch- und Beckenentspannung im Liegen,
Rücken an Rücken – Atemwahrnehmung.

Dritte Sitzung
Erfahrungsaustausch, Besprechung von Schwierigkeiten, Lösungsvorschläge, Hilfestellung, gemeinsame Übung (Vertiefung):
Atemübung im Stehen, „Platz schaffen",
Atemübung im Stehen mit gestreckten Armen,
Atementspannungsübungen im Sitzen,
LWS–Beckenbewegung und Rückenstreckung beim Atmen,
Schultern, Arme und Nacken dehnen beim Atmen, evtl. gähnen,
Knie heranziehen beim Atmen,
Knie heranziehen beim Atmen und mit ganzem Körper pendeln,
Beckendehnung im Sitzen,
Bauchatmung im Sitzen.

Option
Atemvisualisierungsübung,
Dehnung des Brustkorbes.

Vierte Sitzung
Erfahrungsaustausch, Zusammenfassung, gemeinsame Durchführung der Atementspannungsübungen:
Atemklopfmassage (beide Arme),
Atemklopfmassage Gesäßgegend und Oberschenkel,
Strampeln,
Entspannungsreise mit dem Boot,
Strandfußball mit dem Badeball,
Atemspürübung im Liegen,
ZEN–Übung im Liegen,
Beckenbodenentspannung.

168

Option
Lichtkugel,
Begleiten und Führen des Atems (Schultergegend).

Fünfte Sitzung
Gegenseitiger Austausch, Rückmeldung, praktische Übung, dabei Musik-
unterstützung:
Atemübung im Stehen, Luftballon vor dem Brustkorb,
Atementspannungsübungen im Sitzen, Bauchatmung, Erfahrung der
Körpermitte („Hara"),
Atmung mit der Bewegung des Kopfes,
Atmen, Nacken dehnen, Kopf kreisen lassen,
Atementspannungsübungen im Stehen, Pulverschnee festdrücken,
Atementspannungsübungen im Sitzen, Schulterdehnung, obere Atem-
räume,
Atemübungen im Liegen,
Ausatmen durch Beckenboden und Beine,
Beinöffnen und Atmen (Jellyfish).

Option
Spectrumübung, Farberleben,
Begleiten und Führen des Atems (Lendengegend).

Sechste Sitzung
Erfahrungsaustausch, Durchführung der Atementspannungsübungen mit
Musikunterstützung:
Atemübung im Stehen, „mähen",
Atementspannungsübungen im Sitzen,
Dehnung der Flanken und der Körperseite,
Arme in U–Halteposition (Unter– bzw. Oberarme bilden einen rechten
Winkel),
Schulterblätter nach hinten anspannen,
Qigong–Atmung im Sitzen,
Gesichtsentspannungsübung,
Gewicht von Schulter entfernen,
Atemübungen im Liegen,
Beckenrotation,

Atmen, Knie nach außen sinken lassen,
Atemdehnungsübung im Liegen,
Erfahrungsaustausch.

Option
Naturphantasie,
Begleiten und Führen des Atems (Schulter- und Steißbeingegend).

Siebte Sitzung
Erfahrungsaustausch, praktische Übung der Atementspannungsübungen
mit Musikunterstützung, bewußtes Farberleben:
Mitsummen von Tönen, Spectrum–Übung,
Atemübung im Stehen, Dehnung der Flanken,
Atementspannungsübungen im Sitzen, Übungen mit Lippenbremse,
Ballon aufblasen (vor dem Körper),
Durchschütteln des Körpers über die Atembewegung,
Beine zur Decke strecken,
Beine heranziehen beim Ausatmen,
Dehnung des Brustraumes,
Atementspannung im Schulterbereich I,
Atementspannung im Schulterbereich II.

Option
Nasenatmung mit Lichtvisualisation,
Lichtwasserfall,
Hand auf den Bauch legen.

Achte Sitzung
Erfahrungsaustausch, Austausch in der Gruppe über körperliche Effekte,
innere Bilder, mentale Veränderungen:
Atemübung im Stehen, Dehnung von Hals und Nacken,
Atementspannungsübungen im Sitzen, Baum umarmen,
Atementspannungsübungen mit Betonung der Körperaktivität, Hände zu
Fäusten schließen, ausatmen, aufstampfen,
Atementspannungsübungen im Liegen, Flankenatmung,
seitliche Brustkorbatmung,
Brustatmung nach vorne und oben,
untere Rückenatmung,
Dehnung des Brustkorbes im Liegen,
Farbentspannung.

Option
Körperreise „Ort der Entspannung und der Kraft"(im Liegen oder Sitzen).

Neunte Sitzung
Erfahrungsaustausch, Besprechung von Problemen und Schwierigkeiten, Lösungsvorschläge:
Atemübung im Stehen, Armkreisen mit der Atembewegung,
Atementspannungsübungen im Sitzen,
großer Luftballon, der sich nach oben ausdehnt,
in einen großen Ball atmen,
Schulterdehnung obere Atemräume,
Schulteratmung,
Lichtdurchatmung nach unten,
schon bekannte Übungen nach Wunsch der Teilnehmer.

Option
Spectrumübung,
Begleiten und Führen des Atems (Hüft-, Knie- und Sprunggelenke).

Zehnte Sitzung
Erfahrungsaustausch, praktische Übung:
Atementspannungsübungen im Sitzen, Korb/Ballon mit Luft füllen,
Atembewegung mit den Ellbogen begleiten,
Gesichtsentspannung, Selbstmassage, Grimassen,
verschiedene Übungen nach Wunsch der Teilnehmer,
Atementspannungs- und Visualisierungsübung, Phantasiereise Insel,
Partnerübung Lifting,
Rückmeldung, Austausch, Ende.

12 Atementspannung – Einzelarbeit

Die therapeutische Einzelarbeit mit der Atementspannung wird manch-mal im Rahmen einer tiefenpsychologisch fundierten Psychotherapie bei-spielsweise bei Angstsymptomatik durchgeführt. Inzwischen wird die Atementspannung von Therapeuten aus verschiedensten Richtungen während eines Therapieprozesses angewandt, wenn der Klient eine Verbesserung seiner Entspannungsfähigkeit oder auch seiner Fähigkeit, sich selbst und seinen Körper wahrzunehmen, erlernen soll.

In der Einzelsitzung fehlt natürlich die Rückmeldung und der gegenseitige Erfahrungsaustausch, wie er in einer Gruppe üblicherweise stattfindet. Die breite Palette von Erfahrungsbereichen und Erlebnisqualitäten, die bei der Rückmeldung verschiedener Gruppenteilnehmer zusammengetragen werden, führen dazu, daß der einzelne bei sich selbst auch Wahrnehmungsebenen entdeckt und entwickelt, die er vorher nicht gekannt oder übersehen hat. Diese Lücke muß teilweise vom Therapeuten gefüllt werden, indem dieser auf die vielfältigen Wahrnehmungsmöglichkeiten hinweist und auch von seinen eigenen Erfahrungen mit der Atementspannung berichtet.

In der Einzelsitzung ergibt sich jedoch andererseits der Vorteil, daß man das Tempo des Fortschreitens in den Übungen flexibler gestalten und dem beim Klienten stattfindenden Erfahrungsfortschritt anpassen kann. Der Therapeut kann sich voll und ganz auf die Beobachtung seines Klienten konzentrieren und es bleibt genug Zeit, die Rückmeldungen des Klienten nach der Übung zu besprechen.

Der Klient sollte dazu ermutigt werden, regelmäßig täglich selbständig zu üben.

Der Entspannungsprozeß sollte sowohl in der Therapiesitzung als auch beim selbständigen Üben zu Hause für den Klienten möglichst angenehm sein.

In der Therapiesitzung sollte der Klient z.B. über den Abstand zum Therapeuten und seine Position im Raum selbst bestimmen können.

Während der Sitzung kann der Therapeut das subjektive Wohlbefinden seines Patienten an dessen entspanntem und gelöstem Gesichtsausdruck, seiner lockeren und entspannten Körperhaltung sowie an einer ruhigen und regelmäßigen Atmung erkennen.

Nach einigen Sitzungen kommt es oftmals vor, daß der Klient nach einigen Entspannungsübungen nicht mehr aktiv weiterüben möchte, sondern lieber entspannt bleiben will. Typische Rückmeldungen können sein:

„Es tut so gut loszulassen", „es fühlt sich so wohlig locker an", „ich will viel lieber entspannt bleiben, als jetzt wieder aktiv zu sein."

Dies kann als guter Übungsfortschritt gewertet werden. In diesen Fällen ist es z.B. auch möglich, auf weitere aktive Übungsphasen zu verzichten und die Entspannungsübung in Form einer Phantasiereise (Naturszene, katathymes Bilderleben o.ä.) weiterzuführen.

Der Übende berichtet in der Regel schon nach wenigen Sitzungen, daß er sich im Alltag eher ruhig und gelassen und weniger verspannt und auch weniger innerlich unruhig fühlt.

13 Körperliche Auswirkungen der Atementspannung

Im Verlauf des Übens kommt es zu einer deutlichen Abnahme der muskulären Grundspannung im Vergleich zum Zustand vor Beginn der Übungen.

Die Abnahme der muskulären Grundspannung ist für den Übenden subjektiv deutlich spürbar. Für den Gruppenleiter, der den Entspannungsprozeß beobachtet, wird sich beim liegenden Übungsteilnehmer meist ein Außenrotieren der Oberschenkel in Form eines nach außen Sinkens der Knie und der Füße einstellen. Die Hände öffnen sich etwas, eine Streckung der Finger wird mehr und mehr erkennbar. Zusätzlich verlangsamt und vertieft sich die Atmung immer mehr.

Das Lockerwerden einzelner Muskelgruppen ist in manchen Fällen für den Beobachter deutlich erkennbar. Die Gesichtszüge werden mit der Zeit weich und gelöst, Blutdruck und Herzfrequenz sinken mit dem Verlauf der Übung.

Bei Hochdruckpatienten hält der Effekt auf den Blutdruck bei täglichem Üben auch auf längere Dauer an.

Ausblick, neue Entwicklungen

14 Neue Entwicklungen

Eine Arbeitsgruppe aus Medizinern, Psychologen, Pädagogen und anderen im Gesundheitswesen Tätigen beschäftigt sich im Verein für Humanistische Psychologie und im IPEG-Institut Heidelberg schon sehr lange mit neuen Psychotherapiemethoden und der Entwicklung neuer Konzepte zur Gesundheitsbildung.

Im Bereich der Entspannungsverfahren machten wir immer wieder die Beobachtung, daß bestimmte Therapeuten unabhängig von der Methode, die sie lehrten, ihren Klienten den Zugang zur Entspannung besonders gut vermitteln konnten. Andererseits gab es bestimmte Klienten („fite Entspanner"), denen es unabhängig von der jeweiligen Vorerfahrung besonders gut gelang, ein neues Entspannungsverfahren zu lernen. Aufgrund dieser Beobachtungen untersuchten wir das Vorgehen der erfolgreichen Entspannungstherapeuten genauer. Wir stellten dabei fest, daß sie teilweise, ohne dies bewußt zu tun, das von ihnen vermittelte Verfahren leicht abwandelten und Entspannungszugänge aus anderen Entspannungs- oder Psychotherapieverfahren in die klassische Methode „einbauten". In einer wissenschaftlichen Arbeit (Knörzer, Olschewski, Schley [12]) haben wir ein „Überblickmodell der Entspannungsverfahren" vorgestellt und für alle bekannten Entspannungsmethoden drei unterschiedliche Hauptzugänge zur Entspannung unterschieden:

- **atmungszentriert:** IPEG-Atementspannung, westliche Schulen (z.B. Middendorf), östliche Schulen,
- **körperzentriert:** Progressive Muskelentspannung, Entspannungsmassageformen, Qigong, Yoga, Kum Nye),
- **mental:** Autogenes Training, Phantasiereisen, katathymes Bilderleben, mentales Training, Erickson-Hypnose- und Entspannungsformen.

Bei jeder dieser psychotherapeutischen Methoden bzw. Entspannungsverfahren spielen alle drei Zugänge eine unterschiedliche Rolle. Bei der klassischen Progressiven Muskelentspannung wird das Arbeiten mit der Atmung und auch mit mentalen Vorstellungen nicht erwähnt und ist allenfalls von untergeordneter Bedeutung. Im Buch Progressive Muskelentspannung von Bernstein und Borkovec (1973 [2]) ist zumindest von der

Atmung immer wieder die Rede. Das klassische Autogene Training, wie es auch heute noch üblicherweise durchgeführt wird, beinhaltet weder Anweisungen, die auf die Atmung bezogen sind, noch körperbezogene Übungsformen.

In unserer Arbeit ging es darum, die klassischen Entspannungsverfahren zu modifizieren, indem wir den jeweils nicht oder aus unserer Sicht zu schwach vertretenen Entspannungszugang bewußt hinzugefügt haben. Dies bedeutete für die Progressive Muskelentspannung, daß Interventionen aus der Atementspannungstherapie und Elemente aus mentalen Entspannungsübungen sowie Phantasiereisen eingebaut wurden. Die Übungsteilnehmer werden bei diesen neuen Varianten der Progressiven Muskelentspannung aufgefordert, in den Pausen zwischen den Anspannungsphasen in bestimmter Weise auf die eigene Atmung zu achten (und weiter mit der Atmung zu arbeiten), oder sich mit bestimmten vorgegebenen oder vom Übenden zu entwickelnden mentalen Vorstellungen zu beschäftigen. Beim Autogenen Training wurden körperliche Übungsanleitungen und Anweisungen, die sich auf die Atmung beziehen, den klassischen Übungsanweisungen hinzugefügt. Zusätzlich entstanden weitere neue Übungsformen, die vom klassischen Vorgehen abweichen.

Erwartungsgemäß ließ sich auch bei Personen, die zuvor über Schwierigkeiten beim Erlernen eines Entspannungsverfahrens berichteten und auch bei Patienten, die durch eine Erkrankung bzw. aufgrund von chronischen Schmerzen Probleme mit dem Entspannen hatten, zuverlässig ein Entspannungszustand einstellen. Erleben, Bestätigen und Einüben selten erlebbarer bzw. neuer Wahrnehmungsqualitäten war über diesen mehrdimensionalen Zugang leichter möglich.

Auch neue Erkenntnisse aus der tiefenpsychologischen Forschung im Bereich der Humanistischen Psychologie, insbesondere aus dem Bereich des sog. neurolinguistischen Programmierens (NLP) wurden in die neuen Übungsanleitungen mit einbezogen. Nach diesen Erkenntnissen verarbeiten verschiedene Personen Informationen in unterschiedlicher Weise. Manche Menschen müssen sich ein „Bild von einer Sache machen", andere sich „auf etwas einstimmen", wieder andere „ein Gefühl dafür bekommen" oder „in die Sache hineinschmecken" usw. Sogenannte „fite Entspanner" sind nach unserer Beobachtung in der Regel Menschen, die sich in allen Repräsentationssystemen gleich gut zu Hause fühlen. Die optische, akustische, kinästhetische und olfaktorische Erfahrungsdimension einer Entspannungsreise wurden nun von uns bewußt ausformuliert, um allen Übenden den Zugang zu diesem Erlebnis zu erleichtern. Dadurch wird die Aufmerksamkeit der Übungsteilnehmer im Verlauf der Übungsabläufe immer wieder bewußt auf die verschiedenen Wahrnehmungsqualitäten gelenkt.

Auch die bewußte Veränderung des Blickwinkels oder der Bezugsebene (die ganze Szene um sich herum wahrnehmen, ohne etwas Bestimmtes zu fixieren, ein Detail herausgreifen und ganz intensiv erleben, beides gleichzeitig im Bewußtsein haben, mehrdimensionales Bewußtsein) kann für das Erreichen und das Aufrechterhalten eines Entspannungszustandes wichtig sein.

Einmal „abzuschalten", das Umfeld zurücktreten und weniger wichtig werden zu lassen, ganz bei sich selbst zu sein, ist das erste Ziel von Entspannung an sich. Zusätzlich geht es bei den neuen Verfahren darum, neue Erfahrungen auch in bisher nicht bekannten Erlebnisdimensionen zu machen und diese im Alltag umzusetzen sowie sie sich „einzuverleiben". Somit sind diese neuen Verfahren ein wichtiger Schritt in Richtung einer ganzheitlichen Gesundheitsbildung durch Erfahrung und Persönlichkeitswachstum.

Neueste Weiterentwicklungen in diesem Bereich beschäftigen sich mit der konkreten Bearbeitung von psychotherapeutischen und psychosomatischen Problemstellungen (z.b. Prüfungsstreß, Burn-out-Syndrom). In der konkreten Anwendung, z.B. bei der Behandlung von Krebspatienten, gibt es Ähnlichkeiten zum Vorgehen nach Simonton und Simonton (s. Zeitschrift Signal 1992/3).

Beispiele für die konkrete Umsetzung dieser Dinge finden Sie in vielen der in diesem Buch dargestellten Übungsanleitungen.

15 Das IPEG–Verfahren, sich vom Wasser tragen lassen, Atementspannung im Wasser

Das sogenannte **IPEG–Verfahren** ist ein im körperlichen und psychischen Bereich wirkendes passives Bewegungs- und Muskelentspannungsverfahren im Wasser, das mit einem intensiven Atementspannungsprozeß verbunden ist.

Es wurde nach dem Institut für Persönlichkeitsentwicklung und Gesundheitsbildung in Heidelberg benannt, wo es 1978 begründet und seither weiterentwickelt wurde. Mit Hilfe des IPEG–Verfahrens können Erfahrungen von intensiven Entspannungszuständen schneller und effektiver als mit anderen Methoden vermittelt werden.

Der Patient wird beim IPEG–Entspannungsverfahren im Wasser liegend durch den Auftrieb des eigenen Körpers und zusätzlich durch Auftriebskörper (Schwimmärmel, Schwimmbretter usw.) oder durch die Hände des Therapeuten getragen und stabil gehalten. Er wird aufgefordert, sich zu entspannen, sich auf das Ausatmen zu konzentrieren und sich mehr und mehr vom Wasser tragen zu lassen.

Durch sanfte Berührung und vorsichtige Dehnungen z.B. des Nackens und der Schultern wird die aktuelle Muskelspannung besser erfahrbar gemacht.

Der Therapeut bewegt den Patienten sanft durchs Wasser, führt Traktionen (Zug an verschiedenen Körperstellen) und Drehungen aus, hebt einzelne Körperteile aus dem Wasser und läßt sie anschließend wieder sanft vom Wasser tragen. So wird beispielsweise der Arm vorsichtig vom Handgelenk aus angehoben und anschließend wieder sanft ins Wasser zurückgesenkt, wo er vom Auftrieb des Körpers getragen wird. Der Klient erlebt bewußt, ob er, sei es auch durch nur leichte Muskelspannungen, die vorgegebene Bewegung „unterstützt", oder ob eine eventuell noch vorhandene Grundanspannung der Muskulatur sich der Bewegung entgegensetzt.

Durch diesen Erfahrungsprozeß kommt es zu einer intensiven körperlichen Entspannung mit deutlicher Herabsetzung des gesamten Körpermuskeltonus (Grundspannung der Körpermuskulatur) und zu einer Vertiefung der Atembewegung.

Anfangs ergeben sich lediglich Erfahrungsqualitäten, wie z.B. wenn man nach einem anstrengenden Tag ein heißes Bad nimmt. Mit zunehmender körperlicher Entspannung findet dann auch im psychischen Bereich ein intensiver Prozeß des Loslassens und des Innerlich-ruhig-Werdens statt.

Viele Patienten beschreiben den jetzt auftretenden Zustand als sehr intensiven Entspannungsprozeß, als einen Zustand der inneren Ruhe und Gelassenheit, als ein schwerelos-Werden usw. Einige Patienten beschreiben einen Moment oder einen Ort der besonderen inneren Ruhe und Kraft, des Innerlich-ruhig-und-stark-Seins. Sie entdecken nun erstmals nie gekannte intensive Entspannungszustände.

In einem späteren Stadium der Behandlung wird der Patient dann in der Ausatemphase unter Wasser gebracht. Es werden delphinartige Bewegungen ausgeführt. Vom Therapeuten vorgegebene Grundmuster der Bewegung werden durch leichte spontane Bewegungsaktivitäten des Patienten verstärkt, abgewandelt und weiter verändert.

Diese Erfahrung eröffnet einen „Zugang zu tieferen Persönlichkeitsschichten". Die behandelten Patienten „erzählten anschließend oft von Erinnerungen und Bildern aus ihrer Vergangenheit" (Fahrländer [8]).

„Erfahrungen, bei denen eine Ausdehnung oder Erweiterung des Bewußtseins über die gewöhnlichen Ich-Grenzen und über die Grenzen von Zeit und Raum hinaus erfolgt", wie es Stanislav Grof beschreibt, oder „spontane Gipfelerlebnisse" (nach Abraham Maslow [17]) werden von den Behandelten nicht selten beschrieben.

Es kommt zur „... fortschreitenden Entfaltung immer tieferer Schichten des Unbewußten ..." und zur Bewußtwerdung von „... Landkarten des Bewußtseins..." (Stanislav Grof [9]).

Die Behandlung selbst geht unter anderem auf wissenschaftliche Arbeiten von Dr. John C. Lilly zurück, der nach Forschungsarbeiten an Delphinen die psychotherapeutische Arbeit im Isolationstank begründet hat, bei der durch sensorische Deprivation (Augen geschlossen, Wasser und Luft haben Körpertemperatur und werden kaum noch wahrgenommen, die Ohren liegen im Wasser ...) die Wahrnehmung der Umgebung ausgeschaltet wird, so daß sich der Patient verstärkt nach innen konzentrieren kann. Lilly spricht vom „entdecken ... und sich zu eigen machen ...weiter innerer Erlebnisräume". Dr. John C. Lilly definierte diese Zustände als meditationsartig und mit starker Konzentration verbunden, traumartig [14].

Ideen, Gedankengut und Techniken aus der biodynamischen Therapie nach Gerda Boyesen [4], einer aus Norwegen stammenden Körperpsychotherapeutin, haben zur Weiterentwicklung des Verfahrens beigetragen. Ein Grundprinzip ihrer Arbeit besteht darin, ein Umfeld zu schaffen, in dem der Patient sich behütet fühlt und innerlich und körperlich loslassen kann.

Von Personen, die bereits in anderen Entspannungsmethoden Erfahrungen gemacht haben, wird das Erlebnis der IPEG–Therapie als einzigartig und als besonders intensiv entspannend beschrieben.

Die IPEG-Therapie soll eine Wiedervereinigung von Körper und Geist mit dem inneren Selbst ermöglichen.

Daß unsere Kultur nach C. Fahrländer ohnehin zur „Körperferne und Selbstentfremdung" neigt, erklärt vielleicht, warum diese mit dem Körper arbeitende Methode nach unserer Beobachtung an dieser Stelle Besonderes leisten kann [8].

Anhang Arbeitsmaterialien

16 Merkblatt für Übungsgruppen der Atementspannung

Bei der Atementspannung handelt es sich um ein Übungsverfahren, das der Patient in der Regel in der Gruppe unter Anleitung eines Therapeuten erlernt (auch Selbststudium nach einer schriftlichen Anweisung ist möglich). Ziel der Übung ist eine Steigerung der Sensibilität für körperliche und damit auch teilweise emotionale Anspannungszustände sowie das Erlernen der Fähigkeit, sich bewußt z.b. auch in „angespannten" Situationen zu entspannen. Durch selbständiges Üben zu Hause soll ein „Sich-Einverleiben der Übungstechnik" und dadurch mit der Zeit eine innere Grundverfassung der Gelassenheit erreicht werden.

Viele Übungsteilnehmer berichten, daß bereits nach den ersten Sitzungen ein Zustand der inneren Ruhe auftritt, der sich dann auch in der Abnahme von subjektiv empfundenem Streß im Alltag äußern kann. Gleichzeitig wird in der Regel eine Abnahme der Herzfrequenz, der Atemfrequenz und oftmals auch des Blutdrucks beobachtet.

Menschen mit zuvor niedrigem Blutdruck erleben in der Regel eine Verbesserung ihrer Kreislaufsituation.

Es geht darum, die im eigenen Körper vorhandene Anspannung zunächst bewußt zu erleben. Oftmals wird man feststellen, daß die Muskulatur in den üblichen Alltagssituationen eine erstaunlich hohe Grundspannung aufweist. Die Muskulatur ist sehr viel mehr angespannt als es zur Ausführung der üblichen Alltagstätigkeiten erforderlich wäre. Muskelgruppen, die für die Ausführung eines Bewegungsablaufes nicht gebraucht werden, sind meistens zusätzlich angespannt.

Als zweite interessante Beobachtung erkennen die meisten Menschen bei Beschäftigung mit diesen Dingen, daß man erst im Verlauf des Übens das Vorhandensein von muskulären Verspannungen bemerkt, die man vorher nicht wahrgenommen hatte. Bereits in den ersten Übungssitzungen wird von den meisten Übungsteilnehmern eine angenehme psychische Befindlichkeit in Form eines inneren Gelöstseins, eines „Sich-Befreitfühlens", eines „Ganz-ruhig-Seins", eines sich „Ganz-bei-Sich-Fühlens" usw. beschrieben.

Umgekehrt folgt daraus, daß eine erhöhte muskuläre Anspannung auch mit einem inneren Angespanntsein einhergeht.

Indem man lernt, sorgfältig die inneren Empfindungen wahrzunehmen, die während der Entspannungsübungen auftreten, erreicht man im Verlauf des Übens eine verbesserte Sensibilität für körperliche und emotionale Anspannungszustände.

Später gewöhnt man sich daran, auch im Alltagsleben das Auftreten von Spannungszuständen und die zugehörigen Empfindungsqualitäten bewußt wahrzunehmen und diesen Zuständen entgegenzuwirken.

Wichtig hierfür ist es, zunächst die Technik der Atementspannung sorgfältig zu erlernen und sie dann immer wieder zu üben. Die Fähigkeit zur Entspannung setzt oftmals einen Lernprozeß voraus, wie man das, wenn man einmal bewußt darüber nachdenkt, auch schon von anderen Tätigkeiten des alltäglichen Lebens, vom Schreiben und Lesen bis hin zu sportlichen Fertigkeiten wie Skilaufen und Tennisspielen, gewohnt ist.

Leider gibt es in den Lehrplänen unserer Schulen noch kein Fach „Entspannungstraining". Dies führt dazu, daß man über diese Bereiche seines Lebens nicht nachzudenken braucht, da man ihnen erst gar nicht begegnet. Es führt auch zu der Annahme, daß Kenntnisse und Fähigkeiten in diesen Bereichen für unser Leben nicht so wichtig sein können, auch wenn man auf seinem weiteren Lebensweg immer wieder auf diese Themenbereiche trifft.

In belastenden Situationen des schulischen Lebens und im späteren heutzutage oftmals hektisch strukturierten beruflichen Alltag fehlt es zumindest in unserer Zivilisation an der Vermittlung von Erfahrungen, wie man zur inneren Ruhe und Ausgeglichenheit zurückfinden kann. Das Fehlen von gangbaren Wegen zur konstruktiven Bewältigung belastender Situationen drückt sich in der Zunahme sogenannter funktioneller Störungen und psychosomatischer Erkrankungen bereits im Schulalter aus.

Heute gibt es viele Berührungspunkte zwischen Pädagogik und Entspannungsverfahren, wie z.B. das sogenannte neue Lernen, das Entspannungszustände zur Steigerung des Lernerfolgs nutzt und den Zweig der Gesundheitspädagogik, deren Anliegen es ist, die Gesundheit breiter Bevölkerungsgruppen vor allem auch durch Einführung verschiedener Entspannungsmethoden günstig zu beeinflussen.

Atementspannung kann als Technik zur Bewältigung von Streß (Reizüberflutungssituation ohne die Möglichkeit auf körperlicher Ebene mit „Kampf oder Flucht" zu reagieren) eingesetzt werden, um z.B. schwierige Prüfungen oder emotional schwierige Situationen besser durchstehen zu lernen.

Mit der Zeit lernt man, sich bewußter und adäquater auf vorgegebene Situationen einzustellen, insbesondere was das Maß der eigenen körperlichen und seelisch-geistigen Spannung anbelangt.

Wenn zwischen Situationen, in denen man wach, konzentriert und erwartungsvoll gespannt sein muß, die Möglichkeit besteht, sich tief zu entspannen, wird man um so besser in der Lage sein, sich anschließend wieder gut zu konzentrieren.

16.1 Übungsanleitung zur Atementspannung im Verkehrsstau

Fast jeder von uns hat schon einmal in einem Verkehrsstau gestanden. In manchen Ballungsgebieten gehört diese Erfahrung schon zur täglichen Routine.

Manche Menschen haben schon recht gut gelernt, sich auf eine solche Situation einzustellen und sie einigermaßen gelassen zu ertragen. Dennoch wird diese letztlich unberechenbare Situation, der man hilflos ausgeliefert ist, immer auch mit einer gewissen inneren Anspannung verbunden sein. Gerade weil sich die Situation nicht beeinflussen läßt, wird man oftmals innerlich ungeduldig und reagiert mit körperlichen Verspannungen.

Machen Sie sich in dieser Situation bewußt, daß Sie selbst vielleicht die äußeren Umstände nicht beeinflussen, wohl aber einen Einfluß auf die eigene innere Verfassung nehmen können. Die nachfolgende Übung soll Sie in die Lage versetzen, auch mit einer solch schwierigen Situation besser als Sie es vielleicht bisher konnten, umgehen zu können.

Im Sitz weit nach hinten setzen, Oberkörper ganz gerade aufrichten.

Einatmen; Hinterkopf nach hinten und oben strecken, Brustwirbelsäule aufrichten; Arme in den Ellbogengelenken beugen, Finger spreizen und Hände bis in Schulterhöhe heben; Handflächen weisen nach vorne; am Ende des Einatmens werden die Schultern angehoben und nach hinten gedehnt.

Ausatmen; Hände in den Schoß oder seitlich auf den Sitz legen; Schultern locker nach unten (jedoch nicht nach vorne) sinken lassen, zugleich auch den Nacken entspannen; Kopf ruht entspannt und locker auf der Wirbelsäule wie ein Ball, der auf einer Stange balanciert.

Übungsablauf wiederholen.

Aufrecht und möglichst locker sitzen; nachspüren.

Hände seitlich auf den Sitz legen, Handflächen nach oben, Daumen nach außen; während des Einatmens Oberarme nach hinten gegen die Lehne,

Unterarme und Handrücken nach unten drücken. Einatmen; Mund und Augen weit öffnen, Stirn in Falten; Kopf nach hinten gegen die Nackenstütze drücken; Beine nach unten gegen den Wagenboden drücken; Beine breit auseinanderstellen.

Kurze Zeit in Einatemstellung verweilen; ausatmen, locker und gerade aufgerichtet sitzen.

Nachspüren: körperliche Lockerung? Innere Bilder, andere Wahrnehmungen?

Füße nach vorne strecken, beim Einatmen Fersen auf dem Boden abstützen; Zehen kopfwärts ziehen; Arme nach hinten oben zum Wagendach strecken, mit gespreizten Fingern abstützen; Körper strecken, Spannung in den Muskeln der Arme, des Brustkorbs, der vorderen Bauchregion und der Oberschenkel und Waden aufbauen.

Gähnimpuls zulassen, gähnen und strecken.

Ausatmen; Arme in den Schoß oder auf den Sitz legen, Füße locker auf den Wagenboden; aufrecht und gleichzeitig locker sitzen.

Nachspüren: körperliche Lockerung? Innere Bilder, andere Wahrnehmungen? Gedanken an Angenehmes und Schönes?

Hände zu Fäusten, Daumen nicht von den Fingern umschlossen; aufrecht sitzen, Fäuste entlang der Lehne des Autositzes nach unten drücken, Körper nach oben abdrücken; Schultern etwas nach hinten ziehen und Kopf ganz nach oben strecken, einatmen; Zehen beugen und Muskulatur der Fußsohlen und der Waden anspannen; mit Zehen und Vorderfuß Druck gegen den Wagenboden; kurz in maximaler Einatemstellung verweilen.

Ausatmen; locker und gerade aufgerichtet sitzen; Kopf wie Ball auf Stange balancieren; Hände auf dem Autositz.

Nachspüren: körperliche Lockerung? Innere Bilder, andere Wahrnehmungen?

Kopf weit nach rechts drehen; rechte Schulter nach oben ziehen, gegen die Lehne drücken; linken Ellbogen nach oben über Kopf heben und seitlich nach hinten anheben; wenn genügend Platz, stützt sich Ellbogen am Wagendach ab oder wird so weit nach oben angehoben, bis sich linke Hand, linker Unterarm locker oberhalb Ihres Kopfes befinden.

Ausatmen; Kopf nach vorne, rechte Schulter nach unten sinken lassen; linken Arm wieder in den Schoß oder auf den Autositz zurücklegen.

Nachspüren: körperliche Lockerung? Innere Bilder, andere Wahrnehmungen?

Auch mit anderer Körperseite üben.

Nachspüren: körperliche Lockerung? Innere Bilder, andere Wahrnehmungen?

Locker sitzen; Atem fließen lassen; nachspüren. Weitere innere Veränderungen?

Breitbeinig im Autositz sitzen, Rumpf mit gerade aufgerichtetem und gestrecktem Oberkörper nach vorne neigen; seitlich (etwa bei 3.00 und 9.00 Uhr oder bei 4.00 und 8.00 Uhr) das Steuerrad fest mit den Händen umgreifen; einatmen, sanften Druck nach innen gegen das Steuerrad ausüben; in maximaler Einatemstellung verweilen.

Ausgangsstellung, nachspüren.

Evtl. weitere Streck-, Dehn- und Räkelbewegungen ausführen, die jetzt noch gut tun; entspannt und locker lassen; Übung noch einige Momente nachwirken lassen;

Ausgangsstellung, nachspüren.

Vielleicht können Sie zwischendurch auch einmal rechts heranfahren oder einen Rastplatz aufsuchen und sich eine Pause gönnen. Steigen Sie dann aus Ihrem Auto aus und strecken Sie sich intensiv durch. Gähnen Sie, wenn der Gähnimpuls spontan entsteht. Führen Sie Bewegungen aus, wie Sie sie morgens nach dem Aufstehen gewohnt sind.

16.2 Übungsanleitung zur Atementspannung bei Streß am Schreibtisch

In der westlichen Industriewelt stehen viele Menschen bei ihrer Arbeit unter ständigem Zeitdruck. Auf eine Vielzahl von Informationen und Signalen muß schnell und optimal reagiert werden. Deshalb muß ein Höchstmaß an Konzentration über lange Zeit aufrechterhalten werden. Viele Menschen sind in dieser Situation nach einer gewissen Zeit innerlich angespannt. Die innere Daueranspannung kann oft schon nach kurzer Zeit zu körperlichen Verspannungen und auch zu ungünstigen psychischen Auswirkungen bis hin zum sogenannten Burn-out-Syndrom führen. Dennoch sind innerhalb der Arbeitsabläufe selbst keine Möglichkeiten vorgesehen, wie man die Anspannung wieder loswerden kann. Die folgende Übung soll ein Beispiel für einen Übungsablauf bei einer sitzenden Tätigkeit geben. Diese Übung dauert nur 3–5 Minuten. Man kann, wenn man diese Zeit nicht hat, auch eine der Übungsphasen herausgreifen und eben zwischendurch üben (anschließend 1–2 Minuten nachspüren).

Gerade aufrichten, keinen Rundrücken, sondern eher im Lendenwirbelbereich leichtes Hohlkreuz; Hinterkopf nach hinten und oben strecken; Schultern nach hinten zusammen und nach oben ziehen; rechten Arm nach schräg oben, außen und hinten strecken; Finger weit spreizen; mit linker

Hand Faust bilden, linken Ellbogen beugen, seitlich nach oben und außen anheben, linke Faust ist nun seitlich hinter Hinterkopf; Füße breitbeinig flach auf Boden; Körper nach Herzenslust durchstrecken, in maximaler Einatemstellung verweilen.

Ausatmen; Hände in Schoß legen, aufrecht und locker auf Bürostuhl sitzen.

In gleicher Weise auch mit der anderen Seite üben.

Alternative: nach vorne beugen, verschränkte Arme auf Schreibtisch und Kopf auf Arme legen.

Atem locker und frei fließen lassen, auf innerliche Veränderungen achten. Innere Bilder, Gedanken, andere Wahrnehmungen?

Nachspüren: körperliche Lockerung? Innere Bilder, andere Wahrnehmungen?

Locker sitzen; Atem fließen lassen; nachspüren. Weitere innere Veränderungen?

Arme gestreckt seitlich nach außen, Finger spreizen; einatmen; Schultern nach hinten dehnen; Arme vielleicht etwas oberhalb oder unterhalb der Schultergelenkebene halten; gerade aufgerichtet und breitbeinig sitzen; Zehen beugen, Muskulatur der Fußsohlen und der Waden anspannen, Füße fest nach unten auf den Boden drücken, Kopf weit nach oben strecken.

Nachspüren: körperliche Lockerung? Innere Bilder, andere Wahrnehmungen?

Aufstehen; Füße schulterbreit, parallel, Knie leicht gebeugt, Becken etwas nach vorne schieben; einatmen; die Arme weit nach oben und etwas hinter den Kopf; einatmen; kurz in maximaler Einatemstellung verweilen, dann wieder gerade aufgerichtete Stehhaltung; Knie leicht angebeugt; locker und gerade aufgerichtet stehen; Wirbelsäule wie Säule aus Bauklötzen, von selbst gerade aufgerichtet, ohne Geradehalten durch Haltemuskulatur; Kopf balanciert locker auf Wirbelsäule.

Nachspüren: körperliche Lockerung? Innere Bilder, andere Wahrnehmungen?

Evtl. weitere Dehn- und Räkelbewegungen, die gut tun.

Noch ein wenig mehr in die Knie gehen, Gesäßmuskulatur fest anspannen; Hände nach außen drehen, Daumen zeigen seitlich nach hinten, einatmen; Schultern nach hinten zusammenziehen, ein wenig in maximaler Einatemstellung verweilen.

Ausgangsstellung, nachspüren.

Hände zu Fäusten, Gesäßmuskulatur beklopfen; Spannung der Fäuste, Intensität und Frequenz des Klopfens variieren; auch Oberschenkelmuskulatur beklopfen.

Alternative: Klopfmassage ganzer Körper.

Fingerkuppen auf Schädeldecke, Stirn und Hinterkopf; lockeres Trommeln; evtl. Finger auch fest auf die Kopfhaut aufsetzen, Kopfhaut sanft hin und her schieben.

Mit Fingerflächen oder Fäusten die Schultermuskulatur von oben her beklopfen; mit rechter Hand auf linke Schulter, dann mit linker Hand auf rechte Schulter.

Den linken Arm nach vorne strecken, beim Einatmen klopfende Bewegungen von Schulter aus nach vorne bis zum Handrücken, beim Ausatmen von unten her wieder zurück zur Schulter; in dieser Weise mehrere Ein- und Ausatemzüge mit Beklopfen der Armmuskulatur des linken Armes, dann des rechten.

Vorsichtig Brustmuskulatur sowie anschließend mit Fingerknöcheln seitliche Lendenmuskulatur; dabei ruhig und regelmäßig ein- und ausatmen.

Stuhl nach links wenden, Schreibtisch ist rechts neben Ihnen; mit rechter Hand Tischkante ergreifen, zugleich mit Einatmen Zug nach hinten; gleichzeitig den Kopf nach rechts drehen und rechte Schulter nach hinten ziehen; in maximaler Einatemstellung verweilen.

Ausgangsstellung, nachspüren.

Übung nochmals wiederholen, dann mit anderer Seite üben.

Nachspüren: körperliche Lockerung? Innere Bilder, andere Wahrnehmungen?

Evtl. im Stehen strecken und räkeln.

16.3 Übungsanleitung zur Atementspannung in Sitzungen und Konferenzen

Bei Sitzungen, Konferenzen oder Vorträgen muß man sich meist für längere Zeit intensiv auf einen bestimmten Sachinhalt oder auch auf die Situation selbst konzentrieren. Wenn die geistige Aufnahmefähigkeit nach einer gewissen Zeit abnimmt, bemüht man sich innerlich um so mehr gut aufzupassen. Diese innerliche Anspannung führt oftmals zu körperlicher Anspannung.

Man möchte sich gerne einmal kurz dehnen und strecken oder ganz einfach einmal für einen Moment „abschalten". Da man jedoch nicht durch intensive Verrenkungen und gymnastische Übungen auffallen möchte, spielt man vielleicht nervös mit dem Bleistift, wechselt die Sitzposition immer wieder o.ä. Letztlich bleibt man aber „auf seinen Verspannungen sitzen".

Es kann auch vorkommen, daß man nur aus Höflichkeit und um jemandem einen Gefallen zu tun einen Vortrag oder eine Veranstaltung besucht, die einen eigentlich nicht interessiert. Man sieht vielleicht immer wieder auf die Uhr, erwartet ungeduldig und innerlich angespannt das Ende der Veranstaltung.

Führen Sie den folgenden Übungsablauf aus und nehmen Sie wahr, wie sich die angesprochenen Situationen für Sie verändern.

Oberkörper gerade aufrichten; Hinterkopf unmerklich nach hinten und oben strecken, dabei einatmen; gleichzeitig die Schultern nach hinten ziehen und mit den Ellenbogen nach hinten gegen die Stuhllehne drücken.

Einige Augenblicke in dieser Stellung verweilen; bei Gähnimpuls in maximaler Einatemstellung bleiben, allenfalls noch mehr einatmen; Streckung des Hinterkopfes nach oben und hinten betonen; warten bis Gähnimpuls verschwunden, dann wieder ausatmen.

Hände in den Schoß oder auf die Stuhllehne.

Breitbeinig sitzen; Oberkörper nach vorne und rechts neigen; rechte Hand auf rechtes Knie legen, mit dem Einatmen zugleich kräftig Arm auf dem Knie abstützen; noch weiter in Richtung zum Oberschenkel neigen, Schulter-, Arm- und Rumpfmuskulatur anspannen; in maximaler Einatemstellung verweilen; bei Gähnimpuls Hinterkopf leicht nach hinten und oben strecken, in maximaler Einatemstellung verweilen bis Impuls vorüber.

Ausatmen; aufrechte aber gleichzeitig lockere und entspannte Sitzhaltung; Kopf balanciert auf gerade aufgerichteter lockerer Wirbelsäule wie ein Ball auf Stange.

Neigung nach links und Abstützen auf dem linken Knie.

Nachspüren: körperlich lockerer? Gedanken, innere Bilder, Wahrnehmungen?

Füße breitbeinig; Zehen beugen; Waden- und Fußsohlenmuskeln anspannen; Fersen in den Boden drücken, Oberschenkelmuskeln anspannen, Oberkörper aufrichten; Schultern nach hinten strecken, dabei einatmen; evtl. zusätzlich Handflächen nach oben wenden, mit Handrücken nach unten gegen Oberschenkel drücken.

In maximaler Einatemstellung verweilen.

Ausatmen; Ausgangsstellung: Wirbelsäule locker gerade aufgerichtet, Kopf balanciert wie ein Ball auf Stange; Atmung frei fließen lassen. Nachspüren: körperlich lockerer? Gedanken, innere Bilder, Wahrnehmungen?

Mit dem Einatmen Kopf nach links wenden; Hinterkopf nach oben und hinten strecken; einatmen; Nackenmuskulatur wird gespannt, linke Schulter nach hinten und unten ziehen; Handflächen nach oben wenden, Handrücken gegen linken Oberschenkel drücken.

Ausatmen, Ausgangsstellung.

In gleicher Weise mit der rechten Seite üben; Atmung frei fließen lassen; nachspüren.

Füße unmittelbar parallel nebeneinander auf Boden stellen; beide Füße, Unterschenkel, Knie und Oberschenkel nach innen gegeneinander drükken; gleichzeitig Gesäßmuskeln anspannen; Spannung ganz allmählich etwa über 5 Sekunden hinweg steigern; während Anspannung ausatmen; Spannung für 3–5 Sekunden halten, Ausgangsstellung.

Nachspüren: körperlich lockerer? Gedanken, innere Bilder, Wahrnehmungen?

Füße fest auf Boden aufsetzen, Zehen kopfwärts ziehen; Füße in Richtung nach hinten ziehen; einatmen; Oberkörper und Brustbein strecken; Schultern nach hinten und unten ziehen; ausatmen. Ausgangsstellung, nachspüren. Innere Wahrnehmungen?

Im Verlauf dieser Übung entwickeln Sie eine verbesserte Wahrnehmungsfähigkeit für Ihren Körper. Wenn Sie öfter üben, kann dies auf Dauer dazu beitragen, daß Verspannungen immer weniger häufig und weniger intensiv auftreten.

Literatur

[1]   Alexander, G.: Eutonie, ein Weg der körperlichen Selbsterfahrung. Kösel-Verlag 1976.

[2]   Bernstein, D.A. und Borkovec, Th.D.: Entspannungs-Training, Handbuch der Progressiven Muskelentspannung. J. Pfeiffer Verlag, München 1987.

[3]   Bock-Möbius, I.: Qigong - Meditation in Bewegung. Karl F. Haug Verlag, Heidelberg 1993.

[4]   Boyesen, G. und Boyesen, M-L.: Biodynamik des Lebens. Die Gerda Boyesen Methode. Synthesis Verlag, Gerken 1987.

[5]   Cardas, E.: Atmen, Lebenskraft befreien. Gräfe und Unzer, München 1989.

[6]   Degroet, P.: In Pálos, S.: Atem und Meditation. Wilhelm Heyne-Verlag, München 1974.

[7]   Dürckheim, Graf K.: Übungen des Leibes auf dem inneren Weg. Verlag Martin Lurz GmbH 1981.

[8]   Fahrländer, C.: Körperferne und Selbstentfremdung – Wurzeln und Bedeutung ganzheitlicher Körpertherapie am Beispiel von Entspannungsmethoden im Wasser. Zulassungsarbeit Akademie Waldenburg, Wintersemester 1992.

[9]   Grof, S.: Topographie des Unbewußten. Klett Cotta, Stuttgart 1979.

[9a]   Hippius Maria (Gräfin Dürckheim), Leiterin der existentialpsychologischen Bildungs- und Begegnungsstätte Todtmoos-Rütte, Graf Dürckheim Weg 5, 79682 Todtmoos-Rütte.

[10]   Hollmann, W.: In Pálos, S.: Atem und Meditation. Wilhelm Heyne-Verlag, München 1974.

[11]   Knörzer, W. (Hrsg.): Ganzheitliche Gesundheitsmedizin in Theorie und Praxis. Karl F. Haug Verlag, Heidelberg 1994

[12]   Knörzer, W.,Olschewski, A., Schley, M.: Entspannung im körpererfahrungsorientierten Sport. In: Treutlein, G., Funke, J., Sperle, J. (Hrsg.): Körpererfahrung im Sport. Meyer und Meyer Verlag, Aachen 1992.

[12a] Knörzer, W.: Institut für Persönlichkeitsentwicklung und Gesundheitsentwicklung, Lauerstraße 6, 69117 Heidelberg; Volkshochschule, Bergheimer Straße 76, 69115 Heidelberg.

[13]   Koll, R.: Grundkurs Bioenergetik, Theorie und Praxis der Selbstbefreiung. Goldmann Verlag, München 1988.

[14]   Lilly, J.C.: Das Zentrum des Zyklons. Fischer TB 1970.

[15] Lowen, A.: Bioernergetik. Rowohlt Verlag, Reinbeck 1979.

[16] Lowen, A.: Physical dynamics of character structure. Grune & Stratton, New York 1958.

[17] Maslow, A.: Motivation und Persönlichkeit. Olten 1977.

[18] Maurer, Y.: Durch den Atem die Seele heilen. IKP-Verlag, Ch-Zürich 1993.

[19] Needyham, J.: In: Pálos, S.: Atem und Meditation. Wilhelm Heyne-Verlag, München 1974.

[20] Olschewski, A.: Körperreise mit allen Sinnen. Herz und Gesundheit/Herzhilfe aktuell, Heft 2/1993, Verlag für Medizin Dr. Ewald Fischer, Heidelberg.

[21] Olschewski, A.: Progressive Muskelentspannung. Eine Einführung in das Entspannungstraining nach Jacobsen. 2. Auflage, Karl F. Haug Verlag, Heidelberg 1994.

[22] Olschewski, A.: Streß bewältigen, ein ganzheitliches Kursprogramm. Karl F. Haug Verlag, Heidelberg 1994.

[23] Olschewski, A.: Vom Fuß bis zum Gesicht. Signal, Heft 1/1993, Verlag für Medizin Dr. Ewald Fischer, Heidelberg.

[24] Olschewski, A., Lindner, E.: Progressive Muskelentspannung. Erfahrungsheilkunde, Karl F. Haug Verlag, Heidelberg 1991.

[25] Pálos, S.: Atem und Meditation. Wilhelm Heyne Verlag, München 1974.

[26] Schultz, J.H.: In: Pálos, S.: Atem und Meditation. Wilhelm Heyne-Verlag, München 1974.

[27] Schutt, K.: Heilatmen. Ein Weg zu Lebenskraft und innerer Harmonie. Falken Verlag 1989.

[28] Simonton, O.C. und Simonton-Matthews, S., Creighton, J.: Wieder gesund werden. Rowohlt Verlag, Reinbeck 1982.

[29] Stiefvater, E. und I.: Chinesische Atemlehre und Gymnastik. 3. erw. Auflage, Karl F. Haug Verlag, Heidelberg 1985.

[30] Zöller, J.: Tao der Selbstheilung. Verlag Ullstein Sachbuch, Frankfurt, Berlin 1992.

Vita

Dr. med. Adalbert Olschewski, geb. 1952 in Hanau/Hessen, Medizin-studium in Bochum, Mainz, Klinikum Mannheim und Universität Heidelberg.
Bereits während des Studiums Psychotherapieausbildungen und Mitarbeit in der free clinic Heidelberg. Auslandsaufenthalte und Ausbildungen in verschiedenen Verfahren der humanistischen Psychologie, Aufenthalte bei Graf Dürckheim in Todtmoos-Rütte, internistische Facharzt- und Psychotherapieausbildung in Heidelberg und Klinikum Mannheim, Mitarbeiter des Vereins für Humanistische Psychologie und des IPEG-Institutes in Heidelberg, Zusatzausbildungen, Auslandsaufenthalte, wissenschaftliche Veröffentlichung und Mitarbeit bei Modellprojekten im Bereich innovative Psychotherapie, humanistische Psychologie und Gesundheitsbildung. Seit 1989 Chefarzt einer psychotherapeutisch orientierten internistischen Vorsorge- und Rehaklinik.

Anschrift des Verfassers: Dr. med. Adalbert Olschewski
Bergstraße 152
69121 Heidelberg

Wege zur ganzheitlichen Gesundheit

Hrsg. von *Wolfgang Knörzer* und Dr. med. *Adalbert Olschewski*

Dr. rer. nat. *Imke Bock-Möbius*
Qigong
Meditation in Bewegung
151 Seiten, 148 Abbildungen, 2 Tabellen, kart.
ISBN 3-7760-1319-2

Wolfgang Knörzer (Hrsg.)
Ganzheitliche Gesundheitsbildung in Theorie und Praxis
476 Seiten, 53 Abbildungen, 11 Tabellen, kart.
ISBN 3-7760-1466-0

Dr. med. *Adalbert Olschewski*
Progressive Muskelentspannung
Eine Einführung in das Entspannungstraining nach Jacobson
2., überarbeitete und erweiterte Auflage.
151 Seiten, kart.
ISBN 3-7760-1444-X

Dr. med. *Adalbert Olschewski*
Streß bewältigen
Ein ganzheitliches Kursprogramm
328 Seiten, kart.
ISBN 3-7760-1357-5

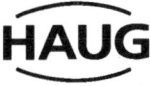

Karl F. Haug Verlag
Heidelberg

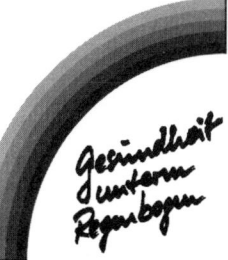